普外科疾病诊治及并发症预防

编著　董佃国　李　坤　张义举　熊　勇

张　平　丁建华　孙强虎

吉林科学技术出版社

图书在版编目（CIP）数据

普外科疾病诊治及并发症预防 / 董佃国等编著.
长春:吉林科学技术出版社，2024.8. --ISBN 978-7
-5744-1663-5

Ⅰ. R6

中国国家版本馆CIP数据核字第2024PA5421号

普外科疾病诊治及并发症预防

编　　著	董　国　等	
出 版 人	宛　霞	
责任编辑	黄玉萍	
封面设计	济南睿诚文化发展有限公司	
制　　版	济南睿诚文化发展有限公司	
幅面尺寸	170mm×240mm	
开　　本	16	
字　　数	216千字	
印　　张	12.5	
印　　数	1~1500册	
版　　次	2024年8月第1版	
印　　次	2024年12月第1次印刷	

出　　版　吉林科学技术出版社
发　　行　吉林科学技术出版社
地　　址　长春市福祉大路5788号出版大厦A座
邮　　编　130118
发行部电话/传真　0431-81629529　81629530　81629531
　　　　　　　　　81629532　81629533　81629534
储运部电话　0431-86059116
编辑部电话　0431-81629510
印　　刷　廊坊市印艺阁数字科技有限公司

书　　号　ISBN 978-7-5744-1663-5
定　　价　75.00元

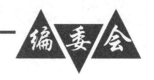

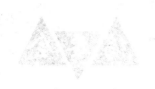

前言
FOREWORD

外科学是现代医学的重要组成部分之一,是一门理论与实践相结合的学科,要求医生既要有坚实的理论基础,又要有广泛的外科基本知识和规范、娴熟的操作技巧。随着科学技术的发展,临床外科也在逐步发展,而普外科是临床外科的基础,也随之有了很大的进步。经过广大普外科医务人员的共同努力,以及大量高新技术、先进设备的引进,其临床诊疗水平已迅速得到提高。在临床工作中,普外科疾病往往病情危急、诊断治疗具有一定的困难。如何透过现象看本质,如何在尽可能短的时间内做出正确诊断和处置,为患者赢得更为有效的诊疗救治时机,是对临床工作者的考验。为更好地治疗普外科疾病,缓解医患关系,减轻患者经济负担,提高患者生活质量,本书编者参考大量文献资料,结合国内临床实际情况,编写了本书。

本书以阐述普外科常见疾病症状的诊断、鉴别诊断与处理为主要内容,系统介绍了普外科常见疾病症状的共同特点、诊断方法、鉴别诊断思路、手术方法等;包括甲状腺疾病,乳腺疾病,胃十二指肠疾病,结、直肠与肛管疾病,肝脏疾病。本书在内容编排上侧重于常见病、多发病。对普外科常见病的诊断、检查方法和治疗做了详细的介绍,内容重点放在介绍疾病的诊断方法与手术治疗方法和技巧上。本书内容全面,科学实用,临床指导性强,注重实用性和理论与实践的衔接,旨在强调本书的临床实用价值,希望本书能为普外科医务工作者处理相关问题提供参考。

　　本书在撰写过程中,借鉴了诸多普通外科相关临床书籍与资料文献,在此表示衷心的感谢。由于时间仓促,难免有错误及不足之处,恳请广大读者给予批评指正,以便更好地总结经验,起到共同进步、提高普外科医务人员诊疗水平的目的。

《普外科疾病诊治及并发症预防》编委会
2024 年 4 月

目录

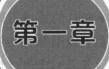

第一章　外科常用操作技术

第一节　显　露

良好的手术野显露是保证手术顺利进行,防止手术并发症的重要前提,深部手术野的显露更为重要。要做到良好的显露,必须注意以下几点。

一、手术途径

手术途径即切口,根据病变和式式来设计施行。理想的手术切口应符合下述要求:①充分的手术野显露,以利于手术操作。原则上,切口应尽量接近病变部位,切口的位置和方向应便于延长扩大。②尽量减少组织的创伤,一则可以减少出血,缩短切开和缝合的时间;二则可以减少术后的炎症反应和瘢痕形成。③适应局部解剖和生理特点,有利于伤口愈合并能最大限度地恢复功能。

特殊的手术部位还有特殊的要求,如关节手术的切口,要考虑术后瘢痕形成对关节活动的影响,切开至关节平面时应尽量与关节轴相平行。在肢体重力支点上,如足跟、截肢残端等处,不应遗留切口瘢痕。颜面部、颈部切口应与皮纹一致。腹部纵切口如正中线(白线)、旁正中线、经腹直肌等切口,不必切断肌肉,出血较少,切开和缝合的时间较短。腹前壁的外斜肌、内斜肌和横肌的合力为水平方向,腹直肌有腱划,横(斜)切口所受的牵张力小于纵切口,切口疝的机会较少。所以腹内压较高的患者如有慢性支气管炎、习惯性便秘、肥胖等,腹腔需要多处引流或有低蛋白血症、年老体衰等伤口愈合能力低的患者,均宜选横(斜)切口。

切口的设计还要符合美观原则。特别是整复外科手术的切口设计极为重要,既要达到治疗目的,又要关注手术的外观。切口过小可能遗漏内部的病变或导致副损伤。

二、切开和分离

(一)切开

皮肤和组织的切开常用带有不同类型的手术刀,根据不同目的选择不同形状及大小的刀片(图1-1)。切开皮肤一般用圆刀片,而引流戳孔或动脉切开常用尖刀片。切开除用手术刀外,还可用高频电流(电刀)和激光(光刀),既通过热力作用使组织炭化、气化,同时又有凝固止血的效果,故比较适用于较大的切口、较厚的肌层和微血管丰富组织的切开。电刀和激光刀在切开深部组织时可减少出血及节省手术时间,已逐渐代替传统刀片。并且,它们还能减少术后疼痛。但应用电刀或氩气刀切开深层组织时,控制要得当,做到既要能使切开的组织充分止血,又要防止组织过度"焦化",影响伤口的愈合。

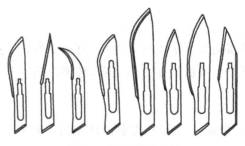

图1-1 不同型号刀片

操作要点:①设计好切口的部位、形态和长度;②切开前固定皮肤;③切开时手术刀刃面应与皮肤垂直(某些整复手术的切皮例外);④从皮肤、皮下组织到切口深层组织的切开应在同一平面,使伤口边缘整齐,失活组织较少(图1-2);⑤到达深层组织时必须防止对血管、神经、内脏的副损伤。

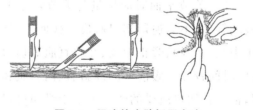

图1-2 正确的皮肤切开方法

正确执刀方式有以下4种:①执弓式是常用的执刀法,拇指在刀柄下,示指和中指在刀柄上,腕部用力。用于较长的皮肤切口及腹直肌前鞘的切开等;②执笔式,动作的主要力在指部,为短距离精细操作,用于解剖血管、神经、腹膜切开和短小切口等;③握持式,握持刀比较稳定,切割范围较广,用于使力较大的切开,如截肢、肌腱切开,较长的皮肤切口等;④反挑式,全靠在指端用力挑开,多用于脓肿切开,以防损伤内部组织(图 1-3)。

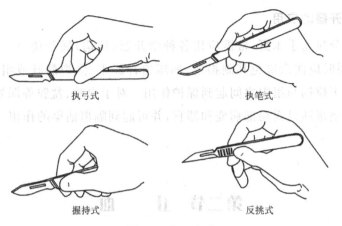

执弓式　　　　执笔式

握持式　　　　反挑式

图 1-3　执刀方式

(二)分离

　　分离方法有锐性分离和钝性分离两类,要根据局部解剖和病理改变来选择,实际手术中两类方法常常结合使用,达到显露、游离、切除等目的。锐性分离利用刀刃和剪刀刃的切割作用,能将致密的组织切开,切缘整齐,其边缘组织细胞损伤甚少。钝性分离使用血管钳、刀柄、组织剪外侧缘、手指、剥离子及各种特殊用途的剥离器(如膜衣剥离器、脑膜剥离器等)进行推离作用,以分开比较疏松的组织。此方法常用于疏松组织的解剖,如正常解剖间隙、较疏松的粘连、良性肿瘤或囊性包膜外间隙等。遇到较大的血管、神经等,钝性分离容易发觉从而避免损伤。但如操作粗暴,钝性分离往往残留许多失活的组织细胞,也可能损伤血管、神经等。因此,辨别各种解剖结构甚为重要。了解这两类分离方法的特点,加上熟悉局部解剖和认清病理性质,就能正确使用刀、剪、血管钳、手指等进行分离,取得良好的效果。

　　良性肿瘤与周围正常组织一般有清楚的分界。摘除时可先沿此分界分离,直至结扎其血管后取下瘤体。恶性肿瘤的根治术应尽量采取锐性分离,这是因为恶性肿瘤为浸润性生长并容易发生转移,需要成块切除包括部分周围正常组织,同时应防止手术野内肿瘤细胞播种。掌握一些新手术器械的使用(如超声刀、水刀等),借助先进器械达到更快、更安全的分离。

　　操作要点:①熟悉局部解剖及辨认病变性质,根据术中情况结合使用锐性与钝性分离,辨清毗邻关系,避免重要组织和器官的损伤;②操作要轻柔、准确,使某些疏松的粘连自然分离,显出解剖间隙。对于炎症等原因造成解剖界限不清楚的病例,更需细致和耐心。

(三)牵开器的应用

为了充分显露手术野,常需应用各种牵开器(拉钩)展开切口。牵开器的种类较多,使用时应注意避免其副损伤,如压迫神经干、撕裂静脉或组织等。可用纱布类衬垫于拉钩与组织之间起到保护作用。对于腹腔、盆腔等深处的手术,还常需用纱布垫帮助显露局部病变和器官,并可起到隔离沾染的作用。

第二节　止　血

手术中迅速有效的止血,能减少失血量,保持手术野清晰,且可避免手术后出血。除了手术前已发生的血管损伤、实质器官破裂或某种凝血功能障碍,手术中还可能遇见各种出血情况,如广泛切开和分离后的渗血、意外的血管损伤等。所以手术医师应当熟悉各种止血的方法,术前要有充分的器械用品准备,以免术中措手不及。

一、一般止血法

(一)压迫止血

压迫止血是手术中最常用的止血法。其原理是以一定的压力使血管破口缩小或闭合,此时血小板、纤维蛋白、红细胞可迅速形成血栓,使出血停止。较广泛的渗血可用温热盐水纱布压迫止血,加热可以促进凝血。盐水温度 $50\sim60$ ℃,压迫 3 分钟以上,轻轻取出纱布,需要时重复 $2\sim3$ 次。

纱布填塞法止血仅限于其他各种止血法不能奏效的情况。干纱布填塞处勿留空腔,保持相当的压力。填塞时纱布数及连接一定要绝对准确可靠,纱布需有序折叠。填塞物一般于术后 $3\sim5$ 天逐步松动后取出,过早取出可能再度出血,但过晚取出可引起较重的感染。

(二)结扎止血

有单纯结扎和缝合结扎两种方法。缝合结扎主要是为了避免结扎线脱落,或因为单纯结扎有困难。比较理想的是在出血之前结扎血管,然后切断血管。

方法是先游离出血管或者分离看清血管行径,以血管钳钳夹、缝线贯穿或血管钳引线,将血管结扎,再切断血管。器官切除常用这种方法处理其主要血管。

处理一般的小血管出血,除用纱布压迫止血以外,可配合准确地钳夹出血点,以细丝线结扎。但钳夹结扎不应包含过多的血管外组织,造成这些组织的坏死,增加继发感染的机会。

对于意外的较大的出血,应先用干纱布或手指暂时制止出血,用吸引器清除局部的血液,在看清出血的部位和性质后,酌情用普通血管钳或无损伤血管钳夹住结扎或缝合结扎。遇到这种意外的出血,切勿惊慌失措,未看清出血部位即用钳夹,可导致损伤更大的血管和引起更多的出血。

二、选择性止血法

(一)血管阻断和修复

利用止血带的原理,在手术中临时制止大出血或者预防出血。可用手指或血管阻断带(或无损伤血管钳)阻断主要的供血血管,如在肝十二指肠韧带处阻断肝动脉和门静脉,以控制肝脏的出血。这种控制局部灌流的方法可导致组织细胞缺氧,故需限制阻断时间。若需较长时间阻断大血管,为防止组织长时间失去血液灌流和缺氧,可用导管在阻断的血管两端搭桥。

较大的血管损伤需行血管修复,以维持其分布区域的血循环。血管的线形裂伤可予以缝合。血管的完全断裂、挫伤、贯通伤等,应游离其远近两端,修整受伤的血管壁。如果对合无明显张力,可直接吻合其两端,如果缺损较长一段血管,则需移植血管(自体静脉或人造血管)。

(二)局部药物止血

止血剂局部止血法是指用局部止血剂覆盖一般方法难于止血的创面,如肝脏、骨质等的渗血,起到局部止血的作用。常用促凝物质如吸收性明胶治疗、纤维蛋白泡沫体、氧化纤维素、胶原丝等均为局部止血剂的基本成分。其作用原理是为促进血液凝固和提供凝血块支架。这些物质能逐渐分解吸收,损伤的血管还可能恢复通畅。但使用时这些促凝剂容易吸附渗血或被渗血推离伤口。为此,要用干纱布压迫数分钟或缝合固定,使之贴附于伤口组织而起止血作用。骨髓腔出血,可用骨蜡封闭出血处止血。

手术部位注射肾上腺素,可促使血管收缩,减少切开后的出血。但此法可增加伤口感染机会,有时也会影响心脏功能。3%过氧化氢注入渗血创面,再用干纱布压迫,因局部氧化生热产生泡沫,可有促使局部血液凝固的作用。

（三）电凝止血

电凝止血法是指高频电流可以凝结小血管而止血。实际上是电热作用使血流凝结，这种方法可以使小块组织炭化。常用于浅表部位较广泛的小出血点，有时亦可用于深部止血。其优点是缩短手术时间和减少伤口内线结。但患者有凝血功能障碍时止血效果差。有伤口污染者用电凝易发生感染，故不宜采用此法。在大面积瘢痕切除时，如能熟练地掌握这一方法，往往可取得较好的效果。

电凝止血时，血管钳应准确地夹住出血点或血管口处，也可用单极或双极电凝镊直接夹住出血点，然后通电止血。电灼器或导电的血管钳、镊子不可接触其他组织。激光刀、氩气刀、微波刀、超声刀等先进的止血设备的应用可大大提高止血效果和效率。

第三节 缝 合

缝合是手术中最常用的操作技术之一。缝合技术是否正确、熟练，不仅体现了手术医师的基本素质，而且直接关系到手术的效果及患者的安危。虽然不同部位、组织、器官的缝合各有特点，但又具有共同的基本概念和基本要求。缝合的目的是使切开或离断的组织创缘相互对合，消灭无效腔，促进伤口早期愈合。另外，缝合还可以起到止血、重建器官结构或整形的作用。

吻合和钉合也属于缝合的范畴，前者是指将空腔脏器或管道结构作对合性缝合，维持其连续性；后者则是指不用缝线而是借助于特殊器械即钉合器来完成缝合或吻合的操作方法，同样可恢复器官组织结构的连续性。尽管钉合器的使用简化了手术操作，节省了手术时间，钉合后的伤口对合整齐，组织反应轻微，但是人体复杂的解剖关系不允许每个手术部位都使用钉合器。钉合器发生故障时，钉合不全可能导致严重并发症，这就使得钉合器在临床上的应用范围受到一定的限制。临床手术过程中较常用的仍是手工缝合，可见手工缝合是外科必要的一种基本功。

一、缝合材料

有记载早在公元前三千年古埃及人就用针和刺来缝合伤口，他们也用带有黏性的亚麻带，就像我们现在所用的角膜接触片来缝合。在公元前 1000 年印度的外科医师用马鬃、棉线、皮革甚至树皮来缝合。而在罗马,亚麻、丝绸和金属夹组合在一块被称为 fibulae(扣针)经常用来对斗士进行缝合伤口。到了 19 世纪后期,纺织业的发展促进了新型缝合材料的出现——丝线和肠线。Lister 认为肠线在铬酸中浸泡后能够延缓其在体液中的溶解。Moynihan 认为铬肠线是一种较为理想的缝线,因为它不仅可以进行消毒处理,而且对组织无刺激,直到切口愈合后才慢慢被吸收。

(一)缝线

因合成材料组织炎症反应很低,又可以达到所需要的张力,并且能以恰当的速度被吸收,像丝线、棉线、亚麻线及肠线等这样的天然缝合材料都已由合成材料所替代。这些材料可以是单丝纤维或多丝纤维,表面经蜡、硅树脂或多聚丁酸涂层处理,以使其顺畅地通过组织并且用其打结比较安全。

在手术过程中外科医师应根据具体情况选择最合适的缝线,避免缝线被拉断或将组织撕裂。缝合伤口时应尽可能少的使用缝线,因为缝线不仅容易导致感染,而且过多的线结可能导致机体的炎症反应。

理想的缝合材料应具有以下条件:①能保持适当的张力强度,直至组织愈合或初步愈合;②进入组织后无毒性、变态反应、电离及致癌作用,异物反应轻;③容易消毒,且消毒后不变质;④缝合和结扎时操作便利,结扎后不易松脱;⑤价格较廉。迄今所用的缝线虽有多种,但尚无完全具备以上条件者,因此尚在继续研制中。

1.丝线和棉线

丝线和棉线为天然纤维纺成,表面常涂有蜡或树脂。丝线为目前最常用的缝合、结扎材料。其优点为组织反应较小和维持张力强度较久;其缺点为较长期在组织内存在,可促使沾染发展为感染。

丝线和棉线对组织有较大的切入作用。因此,在张力大的伤口或较脆弱的组织,不得已要用较粗的丝线。然而残留的线头也就增大,形成较大的异物结节。

2.肠线

肠线成分为胶原纤维,取自羊或牛的小肠。有普通肠线和铬制肠线两种。普通肠线在组织内约 72 小时即失去作用,1 周左右被吸收。铬制肠线的胶原纤维黏合较紧密,在组织内能保持作用 5 天以上,2～3 周被吸收。其存在时间长短与环境相关,接触消化液或细菌感染可使之较快失去作用。肠线(多用铬制肠线)主要适用于预期较快吸收和可能发生感染的缝合、结扎。使用肠线时应用温水浸泡使之柔韧适中,否则结扎往往欠紧或者容易断线。

3.金属线

金属线为合金制成,其张力强度超过其他各种缝线,组织反应轻微。适用于骨的接合和张力很大的伤口缝合。如在心外科手术中用于固定胸骨及其在整形外科中的应用。但合金线有操作困难、切割组织、缝线断裂或扭结,操作时可能刺伤术者而传播疾病等缺点。

4.合成纤维

有不吸收性和吸收性两类。

(1)不吸收性合成纤维:如尼龙、锦纶、涤纶、普罗伦等均有较大的张力强度,组织反应轻微,能在组织内长时间保持其性能。表面光滑,对组织损伤小,组织反应小,对沾染伤口影响小等优点。其缺点是质地稍硬,打结后较易自行松解,故结扎时需增加打扣数(3~5扣)。

(2)可吸收性合成纤维:如 Dexon(PGA、聚羟基乙酸)、保护薇乔 Vicryl(polyglactin 910,聚乳酸羟基乙酸)、PDS(polydioxanone、聚二氧杂环己酮)和 PVA(聚乙酸维尼纶)等。合成缝线具有穿过组织流畅,打结定位准确,结扎平稳,抗张强度大,组织反应小等特点。可以制成 10-0 的精细缝线,被吸收的性能良好,能维系伤口长达 3~6 周,56~70 天基本被吸收,有取代天然缝线和丝线的趋势。其缺点是价格较高。使用可吸收缝线结扎时,需用三叠结,剪线时所留的线头应较长,以免线结松脱。在胰腺手术时,不可用肠线结扎与缝合,因肠线易被胰酶消化吸收,可发生继发性出血和吻合口破裂;而合成可吸收缝线则是通过水解作用,引起聚合物链的分解而被吸收,故其使用的限制较少。

(二)缝针

选择外科缝针就像选择缝线一样也是很重要的(图1-4)。同时,也需要选择适合缝针的持针器。过大的持针器将会损坏缝针,而过小的持针器不能充分夹持缝针。皮肤缝合可用短柄持针器,而深部组织缝合时则需选用长柄持针器。因持针器用坚硬的牙槽来夹持缝针,如果不加注意牙槽很容易损伤缝针。缝针应固定于持针器的末端,并且固定缝针中末端 2/3 的区域,因为此位置一般较扁平容易夹持而不易打转。缝针经过组织时应顺其弧度,这样可最小限度的损伤组织。某些特殊形状的缝针可更易对组织缝合,如在股疝修补中所用的 J 形针及在眼科中所用的复合曲度针。

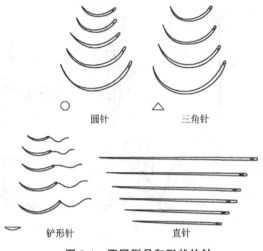

圆针　　　三角针

铲形针　　　　　直针

图 1-4　不同型号和形状的针

(三)钉合

钉合即器械性缝合或吻合,其原理与钉书器相同。用此法代替手法缝合,可以节省时间,对合比较整齐,且金属钉的组织反应轻微。但由于术区的解剖关系和各种器官的钉合器不能通用,所以钉合只能在一定的范围内使用。用不锈钢线制成的缝线已占有重要的作用。最明显的例子就是其在心外科手术中用于固定胸骨及其在整形外科中的应用,但在开腹手术中它却无非吸收合成缝线优越。

二、缝合方法

缝合有多种方式,基本上可分单纯缝合、内翻缝合和外翻缝合 3 类,各类又有间断的和连续的两种。要根据治疗目的和组织结构特点来选择各种缝合方式(图 1-5)。

良好的缝合应达到:①使组织对合,而且能保持足够的张力强度;②组织能顺利修复,直至伤口愈合;③缝合处愈合后不影响功能(如肠管吻合后无狭窄)。但任何方式的缝合,被缝线结扎的组织都会发生缺血,加以缝线的刺激,局部有炎症反应。所以,原则上缝合线骑跨的组织应尽量少,残留在组织内的线头应尽量短。

(一)一般伤口的缝合

主要用间断单纯缝合法。缝合的层次是深筋膜、肌膜、腱膜、浅筋膜和皮肤。骨骼肌和皮下脂肪组织的张力强度很小,缝合后易撕脱。间断单纯缝合的方式有普通穿线(穿透)缝合、8 形缝合、U 形缝合等。显然,普通缝合的张力强度不如其他方式,但残留线头最小,故经常使用。

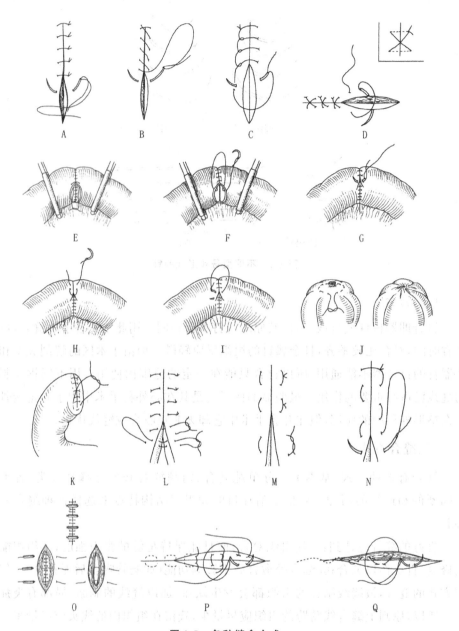

图 1-5　各种缝合方式

A.单纯间断缝合；B.单纯连续缝合；C.连续锁边缝合；D.字缝合；E.单纯间断全层内翻缝合；F.连续全层水平褥式内翻缝合；G.间断垂直褥式内翻缝合；H.间断水平褥式内翻缝合；I.连续水平褥式浆肌层内翻缝合；J.外荷包缝合；K.半荷包缝合；L.间断垂直褥式外翻缝合；M.间断水平褥式外翻缝合；N.连续水平褥式外翻缝合；O.减张缝合；P.皮内间断缝合；Q.皮内连续缝合

间断缝合的优点是当局部存在出血或感染时可单独拆除线结;缺点是缝合速度较连续缝合慢。褥式缝合能够使切缘对合整齐,并且避免皮下存在无效腔,其缝合速度虽较单纯缝合更慢,却省去皮下脂肪层缝合。缝合时应以最小的张力缝合,而且刀口边缘应留有微小空隙以容许愈合所引起的组织肿胀。如果切缘过紧,组织肿胀就容易引起切口缺血坏死。缝针应垂直进入皮肤,并用手腕旋前/后的力量出针。针的出入点距伤口的距离及切口两端缝合深度应保持一致(切口两创缘缝合边距及深度应保持一致)。当缝合稍紧时,刀口边缘可轻微外翻而更利愈合。打紧缝线时,应将线结拉向一侧。拆除缝线时,应在线结下方剪断后,提线结拉出缝线。这样可使皮肤表面污染的缝线不必穿过伤口内部。线结末端要留一定长度,以方便拆除。

如果伤口张力很大,超过筋膜、腱膜用 8 形或 U 形缝合的强度,则需用减张缝合,即用粗丝线或金属丝等将多层组织一并缝合。为了避免缝线切入皮肤,应加弹性材料(如橡胶)于皮肤与缝线之间,以缓冲切入作用。这种成块缝合影响组织层次的对合,故不宜常规使用。

牢固的切口缝合是很重要的。缝合失败主要因为线结的滑脱、组织的撕裂及缝线的断裂。如果关腹时缝合失败,腹部将会裂开。因此,要选择合适的缝线,而且需要结实的线结及良好的组织对合。

(二)吻合术

吻合是空腔脏器(肠道)或血管(大多为动脉)在部分切除或分流后将两断端重新连接起来,而非体外造口或断端结扎。直到 19 世纪肠吻合术才成功实施,在此之前仅能行肠外置术或闭合简单的切口。Lembert 在 1826 年提出了浆肌层缝合方法,并成为后半世纪胃肠外科手术的支柱。Senn 提出双层缝合方法,而 Halsted 则认为仅行单层吻合即可,而不必缝合黏膜层。Conel 行单层肠道全层间断缝合,Kocher 则首次提出双层吻合方法,即先用肠线行肠壁连续全层缝合,然后用丝线行浆肌层连续或间断外翻缝合,后来这成为标准的肠吻合方法。

双层缝合虽有闭合肠壁完全和增加张力强度的优点,但有以下缺点:①组织反应大,有明显水肿;②缝合的内层血循环不良,容易坏死;③缝合处凸向肠腔,术后形成较大的瘢痕,容易引起肠管狭窄;④操作时间较长。单层缝合的缺点可能是闭合肠壁不够严密,但注意操作能弥补这点缺陷。目前,肠管吻合趋向于单层缝合。因为它很少引起组织缺血坏死和管腔狭窄。

血管吻合术是由 Carel 开创的。他认为将血管两端对合后行外翻缝合可保持内膜的完整性,从而防止血小板沉积及血栓形成。此方法通过用 3 个支点来形成一个等边三角形。这些支点可转动血管,从而可较容易地行连续缝合。

1.肠管的吻合

充分的肠道准备可以在行吻合时不必合用肠钳,从而避免其损伤组织。如果行肠吻合时存在肠内容物溢出的危险,则需应用无损伤肠钳。尤其在肠道存在梗阻时,在近端使用肠钳显得尤为重要。无论何时应用肠钳防止肠内容物溢出时,都不能损伤肠系膜以免导致肠缺血坏死。

吻合要求吻合处肠壁内翻和浆膜对合,主要是防止外翻后黏膜对黏膜,愈合不良而发生肠内容物漏出。肠管的黏膜较脆弱,浆膜很薄,实际可供缝合的是肌黏膜和肌层。肠管各种缝合方式的区别,在于缝合的层次不同。

匈牙利的 Humer Hultl 医师首次用吻合器来闭合胃残端。而现在已有直线形、侧-侧及端-端吻合器供选择,从而可达到理想的缝合(图1-6)。利用适当的吻合器可以进行难度较大的缝合。例如,用吻合器就可以不开胸缝合食管胃角处,达到减少损伤的目的。在直肠前切除术中,用吻合器可以在较低位行肠吻合术而不必行结肠造口术。因大多吻合器不可重复利用,这就导致了其价格昂贵。目前有3种常用的胃肠吻合器。

(1)直线形吻合器:直线形末端外翻吻合器用来闭合脏器残端(如在胃切除行毕Ⅱ式吻合时用于闭合十二指肠残端)。

(2)侧-侧吻合器,带或不带有刀片:主要用于脏器切断后吻合。直线形外翻切割吻合器用来行肠道侧-侧吻合(如胃肠吻合术);直线形闭合器用来行肠造袋术(如回肠袋);直线形切割闭合器用来行内脏闭合(如小肠切除后闭合残端)。

(3)端-端吻合器:圆形外翻吻合,它含有一环形刀片,用来行胃肠道端-端吻合。

近几年,腹腔镜外科手术的发展很大部分应归功于用于腔镜手术的结扎夹及吻合器械的改进。

2.血管的吻合

血管吻合较肠道吻合更加精细,因必须防止吻合口渗漏而且需保持其长久完整性。要求吻合处血管内膜外翻,为了防止血管腔狭窄和血栓形成,缝合前常需将血管纤维被膜除去,以避免缝合时将被膜纤维带入血管腔内,且可减少血管痉挛的机会。缝合时又应避免血管平滑肌裸露于血管内面,否则也较易形成血栓。用无损伤性针线可减少缝合后血液漏出机会。大血管吻合可用连续外翻缝合法或加间断外翻缝合。小血管吻合可用间断外翻缝合法。缝合时应从血管内向外引出针线,以免带入血管周围组织。

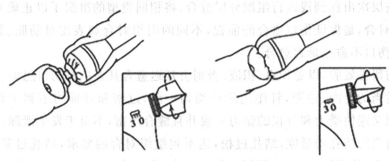

旋转调节螺杆，使消化道两断端靠拢

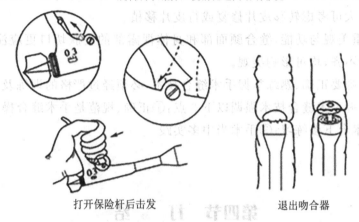

打开保险杆后击发   退出吻合器

图 1-6 管型消化道吻合器的使用

在进行缝合时,需用单丝缝线和无创伤圆针缝合。大多血管外科医师都打5～6个线结,以保证其牢固性,这对血管吻合是至关重要的。内膜缝合时应尽可能保持其光滑性,以减少血栓形成,而且又能避免吻合口漏。缝线的粗细取决于血管的管径,主动脉吻合时可用 2-0 缝线,股动脉可用 4-0 缝线,腘动脉可用6-0 缝线。微血管吻合则需借助放大镜用 10-0 缝线行间断吻合。

血管的钉合是利用一对带尖刺的吻合圈互相抱合,达到血管外翻的端对端吻合,使用血管吻合器时,先将修整的血管断端挂到吻合夹上的一对吻合圈上,然后用抱合钳使吻合圈压紧,圈上的尖刺互相勾连,即可完成血管吻合。

三、缝合的基本规范和要求

虽然缝合方法种类很多,但它们有着共同的基本规范和要求。

(1)根据不同的组织器官类型、患者的具体情况,选择适当的缝针、缝线和缝合方法;无菌切口或污染很轻的切口在清创和消毒处理后可选用丝线;已感染或污染严重的伤口可选用肠线;血管的吻合应选用相应型号的无损伤针线。

（2）按层次由深到浅进行组织分层缝合，将相同类型的组织予以正确对齐缝合。严密对合，是保证伤口愈合的前提，不同的组织对合如表皮对筋膜、黏膜对浆膜将致伤口不愈或延迟愈合。

（3）勿留无效腔，以免积血、积液，否则会延迟愈合甚至招致伤口感染。

（4）适当的针距、边距，针距边距应均匀一致，过密和过稀均不利于伤口愈合，既美观又能使受力和分担的张力一致并且缝合严密，不至于发生泄漏。

（5）适当的结扎松紧度，结扎过松，达不到组织对合的要求，结扎过紧，则出现重叠、卷曲，甚至影响血运，不利于组织愈合；伤口有张力时应行减张缝合，伤口如缺损过大可考虑转移皮片修复或行皮片移植。

（6）注重美观与功能，缝合颜面部和身体裸露部的皮肤切口更应注意，针线太粗或对合不齐，均可影响美观。

手术医师要正确、熟练掌握手术缝合技术，必须经过严格的训练及反复正确的练习。掌握手术缝合技术强调以下3点：①正确、规范是手术缝合操作的首要要求；②手术台下多练习；③手术当中多实践。

第四节　打　　结

打结是外科手术操作中十分重要的技术，是最基本的操作之一，它贯穿在外科基本操作的全程。结扎是否牢固可靠，与打结的方法正确与否有关，牢固可靠的结扎有赖于熟练、正确打结技术。打结的速度与质量不仅与手术时间的长短有关，也会影响整个手术质量及患者的预后，甚至危急患者的生命安全。质量不高的结或不正确的结，可粗暴地牵拉组织，尤其是精细手术及涉及血管外科时，可导致结扎不稳妥不可靠，术后线结滑脱和松结引起出血、继发感染及消化液外漏等。因此必须正确、熟练地掌握外科打结技术。

现代外科技术的发展，许多操作已有不少的演变和更新，如消化管的钉合、皮肤钉合、创可贴合、血管出血的钛夹止血等，省去了不少打结操作，但仍无法完全取代打结。尽管在特殊情况下采取一些局限性的固定技术，其间仍还要采用打结的办法。

一、结的种类

临床上一般根据结的形态将结分为以下几类(图1-7)。

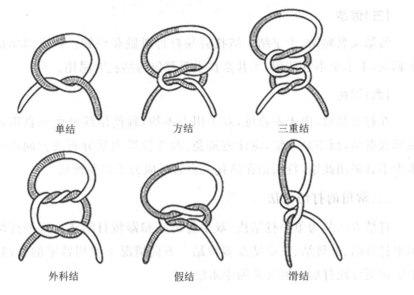

图 1-7 结的种类

(一)单结

单结为各种结的基本结,只绕一圈,不牢固,偶尔在皮下非主要出血结扎时使用,其他很少使用。

(二)方结

方结也叫平结,由方向相反的两个单结组成(第二单结与第一单结方向相反),是外科手术中主要的结扎方式。其特点是结扎线来回交错,着力均匀,打成后越拉越紧,不会松开或脱落,因而牢固可靠,多用于结扎较小血管和各种缝合时的结扎。

(三)三重结或多重结

三重结或多重结就是在方结的基础上再重复第一个结,且第三个结与第二个结的方向相反,以加强结扎线间的摩擦力,防止线松散滑脱,因而牢固可靠,常用于较大血管和较多组织的结扎,也用于张力较大组织缝合。尼龙线、肠线的打结也常用此结。缺点为组织内的结扎线头较大,使较大异物遗留在组织中。

(四)外科结

第一个线扣重绕两次,使线间的摩擦面及摩擦系数增大,从而也增加了安全系数。然后打第二个线扣时不易滑脱和松动,比较牢固。用于较大血管和组织张力较大部位的结扎。但因麻烦及费时,所以手术中极少采用。

（五）假结

假结又名顺结、十字结。结扎后易自行滑脱和松解。构成两单结的方向完全相同，手术中不宜使用，尤其是在重要部位的结扎时忌用。

（六）滑结

在打方结时，由于不熟练，双手用力不均，致使结线彼此垂直重叠无法结牢而形成滑结，而不是方结，应注意避免，改变拉线力量分布及方向即可避免。手术中不宜采用此结，特别是在结扎大血管时应力求避免使用。

二、常用的打结方法

打结方法分为单手打结法、双手打结法和器械打结法。每种打结方法均可用来打方结、外科结、三重结及多重结。不同情况下使用特定的打结方法，有利于更快更好地打出牢固可靠的手术结。

（一）单手打结法

单手打结法是最常用的一种打结法，主要由一只手牵线，另一只手来完成两种不同的打单结的动作（简称"示指结"和"中指结"），有方便、快捷的优点，但如不注意容易打成滑结。单手打结根据用来完成打结动作的手来分为左手打结和右手打结两种方法。在临床实际工作中，国内以右手打结较为普遍，西方国家又常常采用左手打结方法。

（二）双手打结法

两只手同时运动来完成两种不同的打单结的动作，此法动作较多，不够快捷，但打结动作较稳固，不易打成滑结，故牢固可靠。此方法多用于深部打结及张力较大或重要部位的打结。

（三）器械打结法

借助持针器进行打结。器械打结法多用于结扎线（或缝合线）过短或为了节约用线或皮肤缝合等相对不重要部位的打结。另外，深部手术打结困难时（如腹腔镜手术）及显微手术时亦采用器械打结。

三、打结时注意事项及原则

（1）无论用何种方法打结，第一及第二结的方向不能相同，如果打结的方向错误，即使是很正确的方结也同样可能变成滑结，或者割线导致线折断。相同方向的单结也易形成假结。要打成一方结，两道打结方向就必须相反。

（2）打结的过程中两手用力要均匀一致，这一点对结的质量及安全性至关重要。在收紧线结时两手用力要均匀，不能成角向上提拉，则易成滑结而滑脱。

（3）结扎时两手的距离不宜离线结处太远，特别是深部打结时，最好用一手指按线结近处，徐徐拉紧，用力缓慢、均匀。用力过猛或突然用力，均易将线扯断或未扎紧而滑脱。

（4）打第二结扣时，注意第一结扣不要松弛，必要时可用一把止血钳压住第一结扣处，待收紧第二结扣时，再移去止血钳。

（5）打结应在直视下进行，以便根据具体的结扎部位及所结扎的组织，掌握结扎的松紧度，又可以使术者或其他手术人员了解打结及结扎的确切情况。即使对某些较深部位的结扎，也应尽量暴露于直视下操作。但有时深部打结看不清，就要凭手的感觉打结，但这需要良好的功底。

（6）利用血管钳最前端来夹血管的断裂口，最好与血管方向垂直，钳夹组织要少，切不可作大块钳夹。因大块结扎后将使组织坏死过多，术后全身和局部反应较大。埋在组织内的结扎线头，在不引起松脱的原则下剪得越短越好。丝线、棉线一般留 $1\sim2$ mm，但如果为较大血管的结扎，保留线头应稍长。肠线保留 $3\sim4$ mm，不锈钢丝保留 $5\sim6$ mm 并应将"线头"扭转埋入组织中。皮肤缝合后的结扎线的线头保留 1 cm，以便拆线。

（7）打结时，要选择质量好的粗细合适的线。结扎前将线用盐水浸湿，因线湿后能增加线间的摩擦力，增加拉力，干线易断。

第五节 引 流

引流是指将组织裂隙、体腔和空腔脏器内的液体引离原处和排出体外。广义的引流包括胃肠减压、留置导尿和胃肠之间的短路吻合等内引流。本节讨论的是手术时放置引流物或导管的引流方法。

一、外科引流的目的

引流的液体可分为感染性和非感染性两大类。感染性液体（脓液）通过引流后，可以达到减轻压力、缓解疼痛、减轻炎症、防止炎症扩散、有利于炎症消退的目的。非感染性液体包括血液、渗出液及组织分泌液等通过引流后，可以达到减轻局部压力、减少液体对周围组织的损害作用、减少合并感染的可能性,有利于伤口愈合等目的。

二、引流的作用机制

(一)被动引流

1.吸附作用

在伤口内放置纱布类引流物,伤口液体借助于纱布毛细管的吸引作用,而被引流出体外。

2.导流作用

在伤口内放置导管状引流物,伤口液体凭借其与大气之间的压力差,通过导管腔被引流出体外。

3.虹吸作用

体内位置较高的腔内液体通过引流管流入位置较低的引流瓶中。此类引流为开放式时,较易有外源性污染,故仅适合于浅部的伤口。闭式引流需缩小体表引流口,将引流管外端通向封闭的容器,如胸腔引流时,需保持胸腔内一定的负压,故需将引流管连接于水封瓶。

(二)主动引流

将引流管连接于负压器,借负压作用吸出伤口内液体。引流可分为闭合式和半开放式两种,前者吸引力较大,可促使伤口内腔迅速缩小,但引流管内口容易吸附于邻近组织而失去引流作用。半开放式用套管引流,其套管内段有多个开口而外段(留于体表上)有一个小开口。连接减压器后管内的负压有一定的限度,可减少内口被堵塞的机会。套管内管还可注入液体供灌洗之用。半开放式引流主要用于腹腔内。

三、引流物类型

(一)纱布引流条

纱布引流条有干纱布引流条、盐水纱布引流条、凡士林纱布引流条和浸有抗生素引流条。凡士林纱布引流条常用于脓肿切排后堵塞伤口,其作用是压迫止血,防止因伤口壁与敷料的粘连或肉芽长入敷料导致换药时疼痛。盐水纱布引流条和浸有抗生素引流条多用于较浅的感染伤口。

(二)橡胶引流片

由橡胶手套、薄片橡胶裁剪而成。

（三）烟卷引流管

由纱布引流条和橡胶引流片组成，即在纱布引流条外层包裹一层橡胶片，形成类似香烟式的引流条。由于外周柔软、光滑不易压伤周围组织。使用时须将内置端的外周橡胶剪数个小孔，以增加吸附面积，并先用无菌盐水浸湿后再置入伤口内。

（四）橡胶引流管

根据制作材料不同可将橡胶引流管分为乳胶管和硅胶管。橡胶引流管有粗细、软硬不同，应根据临床实际情况选择合适的橡胶引流管。橡胶引流管种类很多，除普通橡胶引流管外，还有用于不同组织和器官的特制引流管，如导尿管、气囊导尿管、胆道 T 形管、胃肠引流管、脑室引流管、胸腔引流管等。

四、引流适应证

（一）浅部引流

浅部较小的脓肿切开后，用油纱条引流。较大的脓肿（如乳腺脓肿）切开后宜用软胶管引流，需要时行对口引流。

清洁手术和轻度污染手术的伤口，原则上不留置引流物。如果组织分离创面较大，术后可能渗出较多，则需留置引流以免局部积液影响愈合。如乳腺癌根治术，为了避免皮下积液，缝合切口前在皮下留置胶皮条或软胶管（内段剪去半边成槽形），且在体表包扎干纱布使皮瓣紧贴胸壁。又如创伤清创术，一般不留引流，如果估计创面渗出较多，则缝合前留置引流；如果处理时间较迟或污染较重，为预防术后感染，在缝合筋膜后留置盐水纱布于皮下，而皮肤与皮下组织作延期缝合。

（二）深部引流

胸腔内、腹腔内等部位手术时留置引流的目的：①排出腔内感染性液体，以减轻炎症和全身毒血症，如脓胸、腹膜炎或腹腔脓肿等；②排出腔内非感染性液体（血液、渗出液、消化液等），以免积聚后继发感染，如重症急性胰腺炎、癌肿的广泛切除术等；③为促使器官功能恢复，如胸腔手术后的肺叶复张；④为观察手术部位术后有无出血或消化液等漏出，以便及时做必要的处理，如肝叶切除、未经准备的结肠切除吻合术等。

五、引流注意事项

（1）根据疾病的性质、手术中情况，以决定选择何种引流方法及何种引流物。

（2）一般引流物内端应置于伤口底部或接近需要引流的部位，胃肠手术应放在吻合口附近。否则使引流不充分而残留无效腔。

（3）闭合式引流其引流物不从原切口出来，而从切口旁另戳孔引出体表，以免污染整个切口并发感染。

（4）引流物必须固定牢靠，以防引流物滑出切口或掉入体内。一般用缝线将引流物固定于皮肤上。

（5）在缝合组织时注意勿将引流物缝于深部组织中，否则拔引流物时将难以顺利取出。

（6）术后必须维持引流通畅，及时清除引流管内堵塞物。

（7）术后应详细观察引流液的数量、颜色和气味，以判断疾病的转归。

六、引流并发症

（一）出血

多发生于引流术后换药、拔管和并发感染时。常见为渗血或少量出血，但以下情况可引起大出血。施行负压吸引时，引流管与血管壁直接接触，造成血管损伤出血；引流管压迫或长期刺激血管而导致血管破裂出血。

（二）感染

操作不规范的引流物可能成为感染的途径，外源性病原体可经引流物侵入体腔导致感染；经引流管局部滥用抗生素可引起体腔内混合感染；引流物固定不当而脱入体腔，可继发体腔内感染。

（三）损伤

引流物长期压迫周围组织，可损伤体腔内血管、神经与脏器。腹腔内的引流管可压迫肠管或胃肠道吻合口，引起肠梗阻、肠穿孔或胃肠道瘘。

1.慢性窦道形成

主要原因为引流管长期放置、引流不畅、反复感染、异物刺激、组织坏死或残留无效腔。

2.引流管滑脱、阻塞和拔管困难

引流管滑脱主要原因为固定不牢固，多在患者活动时脱出。血凝块、结石、稠厚的脓液或导管壁扭曲和折叠可导致引流管阻塞。拔管困难常见原因有留管时间较长、管壁与周围组织粘连或在体腔内手术时不慎将导管与组织缝合在一起。此时，强行拔除可致引流管断裂而残留于体腔。若采用一般措施引流管仍不易拔出，需查明原因后再做进一步处理。

第六节 伤口换药

伤口换药(简称换药),又称敷料交换,是处理伤口和创面的必要措施。合理的换药方法、伤口用药、引流条放置、适当的敷料、合理的换药间隔时间是保证创口愈合的重要条件,否则不仅达不到治疗目的,反而延误伤口愈合,甚至导致感染。因此,正确的换药是提高外科治疗的关键。此项操作常被临床医护人员疏忽,值得强调其重要性。换药应根据伤口创面的具体情况选择不同的方法。

一、换药前准备

(1)换药室应提早做好室内各种清洁工作,换药前半小时室内不做打扫。

(2)换药前必须初步了解创口部位、类型、大小、深度、创面情况,是否化脓,有无引流物,以便准备适当敷料和用具,避免造成浪费或临时忙乱。

(3)严格执行无菌操作。换药者应戴好口罩、帽子,操作前清洁洗手,对化脓创口换药后须重新洗手,再继续换药。

(4)患者应选择适当体位,避免患者直接观察伤口换药的操作。伤口要充分暴露,换药时,应有足够的照明光线,注意保暖,避免受凉。会阴部及大面积创口宜用屏风隔开或单独在室内换药。

(5)用物准备:换药碗2只,1只盛无菌敷料,1只盛乙醇棉球、盐水棉球、引流物。镊子2把,一把作清洁创口周围皮肤用,另一把作为创口内换药用。按创口需要加用油纱布、纱布条、引流药、外用药和纱布等。

二、操作要点

(1)一期缝合的伤口,应保持敷料的清洁干燥和固定位置。如果敷料被污染、浸湿或移位,应及时更换。如果临床表现可疑伤口并发感染,更应及时更换,检查有无局部红肿等,必要时提前拆线以利引流。伤口愈合过程正常者,则等待5～7天拆线更换敷料。

(2)薄、中层植皮的供皮区和植皮区、表皮层创伤,经清洁和制止渗血后,可用单层油纱布覆盖,外加吸水性纱布类包扎。4～5天或更迟时间更换敷料,注意避免损伤新生的上皮。

(3)化脓性伤口和创面:①量脓性分泌物时,需用盐水纱条、呋喃西林或氯己定等液的纱布外敷,减少局部脓液存留。此时注意有无来自深部化脓病灶的脓液。②脓液减少而有肉芽组织生长时,视肉芽组织性状选用不同的敷料。肉芽色鲜、颗粒状、触之易渗血,表示其生长较好,可用等渗盐水或油纱条。肉芽色淡、水肿,可用高渗盐水或 20%～30%硫酸镁的纱布。肉芽色暗、触之不易渗血、无生长趋势,可能由于局部血液循环不良(如压疮),创面暂用碘仿纱布等,并设法改善局部血液循环。已生长的肉芽发生销蚀现象,多由于某种致病菌(如铜绿假单胞菌)感染所致,应用含抗菌药物的纱条。肉芽生长过盛超出创缘平面,有碍新生上皮向创面中心生长,可用刮匙刮去肉芽或者以硝酸银腐蚀肉芽,敷以盐水纱条或油纱条待其重新愈合。③伤口或创面局部使用抗菌药物,应有针对性。如烧伤创面脓毒症,常用磺胺嘧啶银,主要为了防治铜绿假单胞菌感染。庆大霉素等多种抗生素对铜绿假单胞菌也有效,但体表创面用抗生素时致病菌容易产生耐药性,因此尽可能少用抗生素于感染创面。伤口和创面有较多的一般性脓液时,可用 Dakin 液(含漂白粉、硼酸、碳酸钠)、依沙吖啶液或氯己定液冲洗,并用药液纱布外敷。若发现有真菌感染,则需用酮康唑等抗真菌药物。

(4)中心静脉或深静脉置管(监测、给营养等)时,伤口必须保持清洁无感染,以防致病菌侵入血流。每天更换其敷料,局部行清洁消毒(可用碘伏)后覆盖干纱布。

第二章　甲状腺疾病

第一节　单纯性甲状腺肿

单纯性甲状腺肿是指非炎症和非肿瘤原因所致的、不伴有临床甲状腺功能异常的甲状腺肿。单纯性甲状腺肿患病率约占人群的5%，可由多种因素所致。常见的外源性因素包括机体缺碘、存在致甲状腺肿物质、某些药物所致；常见的内源性因素包括儿童先天性甲状腺激素合成障碍，以及甲状腺激素合成酶缺陷而引起的代偿性甲状腺增生肿大，一般无甲状腺功能异常。根据发病的流行情况分为3类。①地方性甲状腺肿：主要由缺碘所致，呈地方性分布。流行于离海较远，海拔较高的山区，是一种多见于世界各地的地方性多发病，我国西南、西北、华北等地均有分布。②散发性甲状腺肿：主要由先天性甲状腺激素合成障碍或致甲状腺肿物质所引起，散发于全国各地。③高碘性甲状腺肿：是由长期摄入超过生理需求量的高碘水或高碘食物所引起。

单纯性甲状腺肿在任何年龄均可患病，但以青少年患病率高，女性多于男性，男女发病率之比为1：（1.5～3）。

一、病因

（一）缺碘

缺碘是地方性甲状腺肿最常见的原因。国内主要见于西南、西北、华北等地区。主要由于土壤、水源、食物中含碘很低，特别在生长发育、妊娠、哺乳时，不能满足机体对碘的需要，因而影响甲状腺激素的合成。有些地区由于摄入碘过多，也可引起甲状腺肿，可能由于碘过多可抑制甲状腺有机碘形成，因而甲状腺激素合成发生障碍。

(二)致甲状腺肿物质

某些物质可阻碍甲状腺激素合成,从而引起甲状腺肿,称为致甲状腺肿物质。常见者有硫氰酸盐、保泰松、碳酸锂等。硫脲类药物用于治疗甲状腺功能亢进症(简称甲亢),如剂量过大,常可过分抑制甲状腺激素的合成而引起甲状腺肿大。长期服用含碘药物可阻碍甲状腺内碘的有机化,可引起甲状腺肿。木薯中含有氰基,在肠道内分解形成硫氰酸盐,抑制甲状腺摄碘。致甲状腺肿物质所引起的甲状腺肿常呈偶发性,但也可呈地方性或加重地方性甲状腺肿。

(三)高碘

在自然界含碘丰富的地区也有地方性甲状腺肿流行,主要是因为摄入碘过多,从而阻碍了甲状腺内碘的有机化过程抑制 T_4 的合成,促使 TSH 分泌增加而产生甲状腺肿,称为高碘性地方性甲状腺肿。

(四)先天性甲状腺激素合成障碍

甲状腺激素生物合成的过程包括下列各步骤:将碘运输入甲状腺,碘和甲状腺球蛋白中的酪氨酸相结合,碘化酪氨酸的耦联,甲状腺球蛋白水解释放出碘化酪氨酸及甲状腺激素,甲状腺内碘化酪氨酸的脱碘作用及其碘的再利用,甲状腺激素释入血循环。在上述进程的各个步骤中可因一些特殊的酶的缺陷而引起甲状腺激素合成的障碍,迄今已知至少有五种不同的激素生成缺陷,可导致 TSH 的分泌亢进,引起甲状腺肿。有些患者由于存在的缺陷是部分性的,故可通过组织的增生肥大而使甲状腺功能得到代偿,因此临床上只有甲状腺肿大而甲状腺功能仍正常;另一些病例虽然通过甲状腺增生肥大,仍不能产生足够的甲状腺激素以适应生理需要,就同时出现甲状腺肿和甲状腺功能减退症(简称甲减)。

1.甲状腺摄取碘的缺陷

在这些患者,甲状腺难于从血浆中浓集碘,除甲状腺外,碘也不能运输入唾液及胃液。给正常人示踪剂量的放射性碘后 2 小时测定唾液碘浓度和血浆中碘浓度的比值为 10~100,而患者的比值为 1。这种缺陷病因不明,可能是碘进入甲状腺细胞所需能量不足,也可能是甲状腺细胞碘受体或载体异常。

2.碘的有机化缺陷

在这些患者,碘能运输入甲状腺,但不能和酪氨酸结合入甲状腺球蛋白而形成有机复合物,是缺少过氧化物酶所致。放射性碘可迅速聚集在甲状腺内,但由于甲状腺内碘未能进行有机结合而是处于游离状态,所以在给过氯酸钾或硫氰酸盐后可使碘迅速地自甲状腺释出。当血浆中碘逐渐由尿中排出,甲状腺内的碘随即回入血浆。这些患者的碘摄取率在刚给放射性碘后是高的，而在 24 小时后却是低的。甲状腺内含碘量显著减少，没有含碘有机复合物形成，血清蛋白结合碘浓度低。在给予放射性碘追踪剂量后 2 小时，给予 1 g 过氯酸钾或硫氰酸盐能使患者甲状腺内存在的游离碘释入血浆，2 小时后若 20％以上的碘被释出，试验即为阳性。

3.碘化酪氨酸耦联缺陷

在此缺陷中，碘化酪氨酸不能缩合成具有激素活力的碘化甲腺原氨酸（主要为甲状腺素和三碘甲腺原氨酸）。甲状腺内有大量的碘化酪氨酸，但很少有碘化甲腺原氨酸，甲状腺球蛋白内有大量的一碘酪氨酸（MIT）及二碘酪氨酸（DIT），血浆中甲状腺激素含量低。此缺陷与耦联过程的酶缺乏或者甲状腺球蛋白结构异常，不利于碘化酪氨酸耦联有关。

4.碘化酪氨酸脱碘作用的缺陷

此缺陷在于碘一旦结合成一碘酪氨酸或二碘酪氨酸后，不能被再利用。正常甲状腺能对碘化酪氨酸进行脱碘作用，将碘再利用。脱碘作用的缺陷是由于缺乏脱卤素酶，因而一碘酪氨酸及二碘酪氨酸直接由甲状腺释入血循环，由尿液排出，造成内生性的碘损耗，临床出现甲状腺肿大及功能降低。对这些患者可予放射性碘后测定血浆及尿中放射标记的碘化酪氨酸而获得诊断。

5.异常碘化蛋白质的形成和释放

正常人血清酸化至很低 pH 时，正丁醇能提取它的全部碘（即甲状腺激素所含碘）。在有此缺陷患者的血清中，正丁醇仅能提出部分的血清碘，余下的为一种异常的有机复合物，它和甲状腺球蛋白不同，没有代谢作用，也不能抑制 TSH 的产生和释放，这种碘蛋白质主要含有一碘酪氨酸及二碘酪氨酸，而没有甲状腺素和三碘甲腺原氨酸。本病的基本缺陷尚未弄清，可能为甲状腺球蛋白分子结构的改变，也可能为甲状腺内蛋白分解酶的异常，使碘化而未成熟完备的甲状腺球蛋白释入血循环，也可能是正常甲状腺球蛋白产生不足，有时其他蛋白质进入甲状腺被碘化。

（五）肾脏碘清除率增高

引起肾脏碘清除率增高的原因较多，常受内分泌激素和代谢因素的影响。青春发育期和妊娠期碘清除率均增高，造成碘的过量丢失，使机体处于相对缺碘状态，诱发单纯性甲状腺肿。碘清除率增高可表现为家族性，患者常伴有皮质功能亢进症状。Addison 病及腺垂体功能减退症使碘清除率降低，甲状腺激素 TSH 和雄激素对碘清除率影响较小。

二、发病机制

(一)甲状腺合成、分泌甲状腺激素减少

传统的观点认为,不同病因引起的甲状腺肿反映了共同的发病机制,即一个或几个因素造成甲状腺合成、分泌甲状腺激素减少,继而 TSH 分泌增多,高水平的 TSH 刺激甲状腺生长和甲状腺激素合成,最终甲状腺激素分泌速率恢复正常,患者代谢水平正常,但甲状腺肿大。当疾病严重时,包括 TSH 分泌增多的代偿性反应仍不能使分泌的甲状腺激素适应生理需要时,此时患者既有甲状腺肿又有甲减。因此,单纯性甲状腺肿与具有甲状腺肿的甲减仅是程度上的不同,在发病机制方面不能完全分开,单纯性甲状腺肿的特殊原因可能与甲减一起存在或分别存在。与上述观点不一致的是,临床发现大多数单纯性甲状腺肿患者的血清 TSH 水平并不增高。然而,给予抑制剂量的甲状腺激素后,甲状腺肿缩小。这一事实说明 TSH 对甲状腺肿的发生和维持确有作用。对这种矛盾现象的解释有三种:①一种可能的机制是如果存在某些因素使甲状腺对碘的利用发生障碍,即使 TSH 水平正常,甲状腺肿仍可在其刺激下逐渐发生。对此观点最有力支持的动物试验是,切除大鼠垂体,观察其甲状腺重量对标准剂量的外源 TSH 的反应。结果显示,凡试验前存在有碘耗竭的甲状腺,给予 TSH 后其甲状腺增生显著。②第二种可能性为血清 TSH 浓度仅有轻度增加,目前所使用的放射免疫测定方法难以检测出来。③第三种推测为检测患者血清 TSH 时,甲状腺肿已经形成,当初造成甲状腺肿的刺激——高浓度的 TSH 已不再存在,此时已降至正常的 TSH,即可维持甲状腺肿。

(二)甲状腺生长免疫球蛋白

近年对单纯性甲状腺肿中甲状腺增大的机制提出了一种新的观点,认为在一些患者中可能存在一种"甲状腺生长免疫球蛋白(TGI)",它具有 TSH 样的能刺激甲状腺生长的作用,但又不具有 TSH 或 TRAb 能促进甲状腺功能的作用,因此患者无甲状腺功能亢进。这种自身免疫机制所致的单纯性甲状腺肿患者及其亲属易患自身免疫疾病。另外,患者行甲状腺次全切除术后,甲状腺肿易复发。不过,对此观点支持的资料不多,尚需进一步研究证实。对单纯性甲状腺肿中多结节性甲状腺肿发生机制的认识,单纯性甲状腺肿早期为弥漫性甲状腺肿,以后变为多结节性甲状腺肿。多结节性甲状腺肿具有解剖结构和功能上的不均一性,且倾向于发生功能自主性区域。目前对多结节性甲状腺肿发生机制的认识主要有两种意见,一种观点认为长期的 TSH 刺激或高度刺激与复旧的反复循

环,造成了多结节性甲状腺肿的发生,同时也导致了某些增生区域的功能自主性。局部的出血、坏死、纤维化及钙化,更加重了结构和功能上的不均一性。另一种观点主要依据对多结节性甲状腺肿的放射自显影和临床研究的结果,认为在疾病开始时甲状腺内就已经存在解剖和功能上的不均一性,后来由于受到长期刺激而变得更趋明显。由于多结节性甲状腺肿存在有自主性的高功能区域,因此当患者接受碘负荷时,易发生甲状腺毒症。为此,对单纯性多结节性甲状腺肿患者,应避免使用含碘药物;在必需使用含碘造影剂的放射学检查后,应密切观察,甚至有人提出应给予抗甲状腺药物(尤其在缺碘地区),以防甲亢发生。

三、病理改变

早期由于甲状腺激素合成和分泌减少,使垂体促甲状腺激素分泌增多,刺激甲状腺滤泡上皮增生,甲状腺呈对称性肿大,表面光滑,重量在 $60\sim800$ g。切面可见结节、出血、纤维化或钙化。镜下滤泡上皮轻度或高度增生。病变进一步发展,滤泡发生复旧。此时上皮细胞变成矮立方形或扁平形。滤泡腔由于胶质蓄积而高度扩张,称为胶性甲状腺肿或单纯性甲状腺肿。由于长期反复增生与复旧,则形成结节性甲状腺肿。

肉眼及镜下可见直径几毫米至数厘米大小的结节形成,结节间是散在的正常甲状腺组织。结节表面有时可见明显的纤维组织包膜。结节结构极不一致,滤泡呈实心或含丰富的胶质,滤泡上皮矮立方形。部分上皮增生形成乳头状突起伸入滤泡腔内,间质结缔组织增生、透明性变及钙盐沉着,也可有淋巴细胞浸润,有时可见新鲜或陈旧性出血及坏死所引起的机化、胆固醇结晶沉着、巨噬细胞及异物巨细胞浸润等改变。

四、临床表现

单纯性甲状腺肿多见于女性,本病常发生于青春期和妊娠期内,根据国外资料,约 1% 的男孩和 4% 的女孩在 12 岁时有单纯性甲状腺肿。一般人群发病率约 4%。还有些患者主诉其甲状腺肿见于情感应激时或月经期,但这尚未证实。

(一)症状

单纯性甲状腺肿患者早期常无任何症状,偶然被家人或同事发现,或体格检查时发现甲状腺肿大。病程长者,随着病情的发展,甲状腺可逐渐增大,发展至重度肿大时可引起压迫症状。压迫气管可引起咳嗽与呼吸困难、咽下困难、声音嘶哑;压迫血管致血液回流障碍可出现面部发绀、水肿,颈部与胸部浅表静脉扩张。患者还可有头晕,甚至晕厥发生,但均较少见。

（二）体征

甲状腺一般呈弥漫性的轻、中度肿大,质地软,早期无结节,几年后可有大小不等、质地不一的结节,大多数无血管杂音,少数可闻及血管杂音。有多年的单纯性甲状腺肿病史者,甲状腺肿大常不对称,表面不光滑,呈小叶状或结节状。结节为多发性,境界常不清楚。当甲状腺肿发展成较大时,可造成食管和/或气管的受压、移位。胸廓入口处狭窄可影响头、颈和上肢的静脉回流,造成静脉充血,当患者上臂举起时,这种阻塞表现加重(Pemberton 征)。

（三）并发症

甲状腺内出血可造成伴有疼痛的急性甲状腺肿大,常可引起或加重阻塞、压迫症状。单纯性甲状腺肿多年后可以发生一个或几个结节的结节性甲状腺肿,并可导致甲状腺功能亢进或甲状腺功能减退。结节性甲状腺肿的另一并发症为癌变,如果甲状腺肿的一部分突然增大,质地坚硬,患者出现喉返神经受压所致的声音嘶哑,或在甲状腺旁出现淋巴结肿大,应注意排除甲状腺癌的可能。

五、实验室检查

（一）甲状腺激素及抗体测定

甲状腺功能检查一般是正常的,部分患者 TT_4 正常低值或轻度下降,但 T_3/T_4 比值常增高,这可能是患者甲状腺球蛋白的碘化作用有缺陷所致。弥漫性甲状腺肿患者血清 TSH 和 TRH 兴奋试验正常,甲状腺素抑制试验阳性。病程较长的单纯性多结节性甲状腺肿患者,其功能自主性的倾向可表现为基础 TSH 水平降低或 TRH 兴奋试验时 TSH 反应减弱或缺乏。部分患者甲状腺素抑制试验可不受抑制。病程长者还可有甲状腺激素水平的降低。抗甲状腺球蛋白抗体和抗微粒体抗体阴性。大多数单纯性甲状腺肿患者的血清甲状腺球蛋白(Tg)水平增高,增高的程度与甲状腺肿的体积呈正相关。

（二）甲状腺摄碘率

放射性碘摄取率一般正常,但部分患者由于轻度碘缺乏或甲状腺激素生物合成缺陷,甲状腺摄碘率增高,但高峰不提前,可被 T_3 所抑制,但当甲状腺结节有自主性功能时,可不被其抑制。

（三）甲状腺 B 超

B 超可示甲状腺弥漫性肿大,部分血流丰富;病程长者,可见有结节。

(四)甲状腺扫描

甲状腺放射性核素显像可见甲状腺弥漫性肿大,放射性分布均匀,如为结节性甲状腺肿,放射性分布不均,可呈现有功能的或无功能的结节。

六、诊断

(一)初步诊断

根据甲状腺肿大及实验室检查、影像学检查特点,基本可以确定诊断。

(1)在非地方性甲状腺肿地区,甲状腺肿大无明显症状者,首先应考虑散发性甲状腺肿。

(2)血清 T_3 和 T_4 水平正常,TSH 水平正常或稍低,TRH 兴奋试验 TSH 反应正常或减弱。为明确是否伴有功能亢进,还是由于缺乏甲状腺激素或缺碘引起,还可做甲状腺素抑制试验。TRAb、TPOAb 呈阴性。

(3)放射性碘摄取率一般正常,少数患者可呈现 ^{131} I 摄取率增高,但高峰无前移。

(4)影像学检查显示甲状腺弥漫性肿大,结节性患者质地常不均匀。

(二)病因诊断

在诊断了甲状腺肿后,还要根据病史、临床检查等特点,明确甲状腺肿的病因。

有长期服用抑制甲状腺激素合成的药物史者,考虑为药物性甲状腺肿。青春期、妊娠期、哺乳期、外伤及慢性消耗性疾病所致者,常有明显的生理、病理特征。对一些代谢缺陷引起的甲状腺肿,则需行进一步的实验室检查才能确诊为何种缺陷。如碘摄取缺陷时,做放射性碘摄取率检查,发现甲状腺不能浓集碘,唾液中也缺乏碘的浓集;过氧化物酶缺陷时,过氯酸钾释放试验为阳性,血中甲状腺激素水平降低;耦联缺陷时,层析测定甲状腺组织标本可发现甲状腺内大量碘化酪氨酸;碘化酪氨酸脱卤素酶缺陷时,在给患者示踪剂量的放射性碘后,用层析法可显示血浆及尿中碘化酪氨酸;正丁醇不溶性蛋白缺陷时,血清蛋白结合碘及正丁醇提取碘,或蛋白结合碘及血清甲状腺激素碘间差别超过 20%;碘和异常蛋白质结合时,可在给放射性碘后于血浆及尿中测得碘和异常蛋白结合的复合物。

七、鉴别诊断

(一)慢性淋巴细胞性甲状腺炎

慢性淋巴细胞性甲状腺炎也称为桥本病,表现为甲状腺弥漫性肿大,但是质地较韧,查甲状腺过氧化物酶抗体和球蛋白抗体常明显增高,提示是一种自身免疫性的甲状腺炎。特别是儿童患者,当抗甲状腺球蛋白抗体和抗微粒体抗体阳性者,应考虑慢性淋巴细胞性甲状腺炎。

(二)甲状腺癌

甲状腺癌时甲状腺肿大,质地韧或偏硬,表面不光滑,有结节,且结节活动性差,周围可有肿大的淋巴结。查 B 超可示多个不规则结节,甲状腺扫描显示冷结节,查血甲状腺球蛋白、降钙素可升高,甲状腺针吸活检有助于诊断。

(三)亚急性甲状腺炎

亚急性甲状腺炎多在病毒、细菌感染后引发自身免疫反应。患者可有发热、咽痛,甲状腺肿大,质地韧或偏硬,压痛明显。查甲状腺功能可以升高,而甲状腺扫描示甲状腺区域显影差,摄碘率降低,这是诊断亚急性甲状腺炎的重要依据。亚急性甲状腺炎时红细胞沉降率快,合并感染时血常规可升高。

(四)结节性甲状腺肿

结节性甲状腺肿病史多较长,甲状腺呈结节样肿大,可以发生 T_3 型甲亢,也可以出现甲减。单纯性甲状腺肿随着病程延长,进展至多结节阶段时,自主性功能的病灶可出现,部分患者可从临床甲状腺功能正常逐渐发展为甲状腺功能亢进(毒性多结节性甲状腺肿)。

(五)Graves 病

单纯性甲状腺肿的弥漫性肿大阶段类似于 Graves 病或桥本病的甲状腺特点。如果 Graves 病未处于活动的甲状腺毒症阶段和缺乏眼征表现,单纯性甲状腺肿很难与其区分开,后者 TRAb 多升高。

八、治疗

(一)内科治疗

大多数单纯性甲状腺肿患者无明确病因可寻,但无论何因,其共同发病机制是甲状腺素合成减少,所以甲状腺激素是最为有效的药物治疗。治疗前必须检测 TSH 基础水平或 TRH 兴奋试验,只有无血清 TSH 浓度降低,或 TSH 对

TRH 反应良好时,才可以用甲状腺激素治疗。较年轻的单纯性弥漫性甲状腺肿患者的血清 TSH 水平多正常或稍增高,是使用甲状腺激素治疗的指征。常用左甲状腺素(L-T_4)治疗,根据病情选择用药剂量,如每天 $50 \sim 100$ μg,能取得较好效果,使甲状腺逐渐缩小。病程长的多结节性甲状腺肿患者,血清基础 TSH 浓度常<0.5 mU/L,应做 TRH 兴奋试验,如 TSH 反应降低或无反应,表示甲状腺已有自主性功能,不宜用甲状腺激素治疗。

使用甲状腺激素替代治疗,所给予的剂量应不使 TSH 浓度降低至与甲状腺毒症者相似为宜,即稍小于 TSH 完全抑制的剂量(<0.1 mU/L)。早期单纯性弥漫性甲状腺肿阶段的年轻患者,可每天用 $50 \sim 100$ μg 的 L-T_4 治疗;对老年患者,每天 50 μg 的 L-T_4 足以使 TSH 抑制到适宜的程度($0.2 \sim 0.5$ mU/L)。

对有明确病因的患者,应针对病因治疗。如对缺碘或使用致甲状腺肿物质者,应补充碘或停用致甲状腺肿物质,甲状腺肿自然消失。对单纯性甲状腺肿患者补碘应慎重,对无明确证据证实为碘缺乏者,补碘不但无效,而且还有可能引起甲状腺毒症。治疗结果极多样化。早期较小弥漫性增生的甲状腺肿反应良好,$3 \sim 6$ 个月消退或者消失。晚期,较大的多结节性甲状腺肿,自主性生长的滤泡细胞比例较高,故药物治疗反应较差,仅约 1/3 的病例腺体体积明显缩小;而其他 2/3 病例中,抑制治疗可防止腺体进一步生长。结节间组织退化,比结节本身的退化更为常见。因此,在治疗期间结节可显现得似乎更为突出。甲状腺最大限度地恢复后,抑制药物可减少到最小剂量,长期维持或有时停止服用。甲状腺肿可保持缩小,也可以复发,难以预测。如复发,应重新开始并无限期地进行抑制性治疗。对甲状腺功能正常的多结节性甲状腺肿患者,至少应每年复查甲状腺功能,并做全面体检,根据需要进行影像学检查。

(二)放射性[131]I 治疗

对于血清 TSH 浓度降低的、甲状腺激素水平偏高的单纯性甲状腺肿可给予小剂量放射性[131]I 治疗。治疗前除测定甲状腺的[131]I 摄取率外,还应作甲状腺扫描,以估计甲状腺的功能情况,有放射性[131]I 治疗适应证者方可进行治疗。单纯性甲状腺肿一般不需快速治疗,因此可采取小剂量给予放射性碘。由于患者多为老年人,故应警惕放射性碘所引起的甲状腺激素急剧释放这一少见但可能发生的治疗并发症。如患者有冠心病等不能耐受一时性甲亢的疾病,可于放射性碘治疗前先给予抗甲状腺药物。

(三)外科治疗

对单纯性甲状腺肿的外科治疗无生理学依据,一般而言,不应行外科手术治疗,因为甲状腺的部分切除将更进一步限制甲状腺对激素需要增多的适应能力。但若出现压迫阻塞症状,且给予甲状腺激素治疗无效时,应进行手术治疗。有些患者有肿瘤迹象时,应做相应检查,怀疑有恶变时有手术适应证。术后应给予甲状腺激素替代治疗。替代剂量为L-T_4约 1.8 μg/kg,以抑制再生性增生和进一步的致甲状腺肿作用。

九、单纯性甲状腺肿的预防

减少单纯性甲状腺肿发生的根本在于预防。多年来,我国为了降低缺碘地区甲状腺肿的发生率,提倡食用碘盐。通过补碘使缺碘性甲状腺肿的发病率明显降低。少部分患者是由高碘引起的甲状腺肿,在明确病因后可得到较好的预防。如由缺碘引起者,尤其在青春期、妊娠期、哺乳期等生理性需碘量增加时应注意碘的补充,多吃一些海带、紫菜等含碘的食物,防止在这些时期发生甲状腺肿。服用的药物应避免对甲状腺摄碘的影响。

第二节 结节性甲状腺肿

结节性甲状腺肿是一种常见的甲状腺病症,又称腺瘤样甲状腺肿,发病率很高,以中年女性多见。多数患者在发现结节性甲状腺肿时,已有多年的病史;部分是由单纯性甲状腺肿发展而来,患者可能无不适感觉,仅少数患者诉说有颈部胀感,待甲状腺肿大至一定程度时才发现。部分是地方性甲状腺肿和散发性甲状腺肿晚期所形成的多发结节。临床表现为甲状腺肿大,并可见到或触及大小不等的多个结节,结节的质地多为中等硬度。临床症状不多,仅为颈前区不适。甲状腺功能多数正常。甲状腺扫描、甲状腺 B 超可以明确诊断。

一、病因与发病机制

结节性甲状腺肿是一种良性疾病,由于机体内甲状腺激素相对不足,致使垂体 TSH 分泌增多,在这种增多的 TSH 长时期的刺激下,甲状腺反复增生,伴有各种退行性变,最终形成结节。甲状腺结节的发病机制与病因目前仍不明了,很可能是多因素所致,如遗传、放射、免疫、地理环境因素、致甲状腺肿因素、碘缺乏、化学物质刺激及内分泌变化等多方面综合刺激所致。

致甲状腺肿物质包括某些食物、药物、水源污染、土壤污染及环境污染等;碘缺乏地区有甲状腺肿伴结节性甲状腺肿流行；放射性损伤可以致癌，但应用[131]I治疗后数十年经验与统计证明，放射性[131]I治疗的主要不良反应不是致癌，而是甲状腺功能减退，尤其是远期功能低下。在某些多结节性甲状腺肿患者的 TGA 及 TMA 检测中发现有 54.7% 的阳性率，单结节阳性率为 16.9%。结节性甲状腺肿患者有先天性代谢性缺陷，导致甲状腺肿代偿性增生过度。环境中缺少硒、氟、钙、氯及镁等微量元素的摄入等。

有人提出"触发因子-促进因子"理论，是由于甲状腺本身在致甲状腺肿物质与放射性损伤或致癌物质促进下，引起患者甲状腺组织细胞内 DNA 性质变化，促使 TSH 或其他免疫球蛋白基因突变，不断发展变化，可导致甲状腺组织增生，甚至癌变。早期未发生自主性功能变化以前，经过治疗可获良效，增生的甲状腺结节可以消退，晚期由于自主性功能结节形成或发生其他变化，则用药物治疗难以取得疗效，必须手术切除结节。总之，结节性甲状腺肿发病机制比较复杂，目前仍不确切，有待研究。

二、临床表现

（1）患者有长期单纯性甲状腺肿的病史，发病年龄一般＞30 岁。女性多于男性。甲状腺肿大程度不一，多不对称。结节数目及大小不等，一般为多发性结节，早期也可能只有一个结节。结节质软或稍硬，光滑，无触痛。有时结节境界不清，触摸甲状腺表面仅有不规则或分叶状感觉。病情进展缓慢，多数患者无症状。较大的结节性甲状腺肿可引起压迫症状，出现呼吸困难、吞咽困难和声音嘶哑等。结节内急性出血可致肿块突然增大及疼痛，症状可于几天内消退，增大的肿块可在几周或更长时间内减小。

（2）结节性甲状腺肿出现甲状腺功能亢进（Plummer 病），患者有乏力、体重下降、心悸、心律失常、怕热多汗、易激动等症状，但甲状腺局部无血管杂音及震颤，突眼少见，手指震颤亦少见。老年患者症状常不典型。

（3）注意患者有无接受放射线，口服药物史及家族史，患者来自地区是否为地方性甲状腺肿流行区等。一般结节性甲状腺肿病史较长，无压迫症状，无甲状腺功能亢进症状，患者多不在意，无意中发现甲状腺结节而来就诊检查。

（4）如为热结节又称毒性结节时，患者年龄多在 40 岁以上，结节性质为中等硬度，有甲亢症状，甚至发生心房纤维性颤动及其他心律失常表现，如有出血时可有痛感，甚至发热。结节较大时可出现压迫症状，如发音障碍、呼吸不畅、胸闷、气短及刺激性咳嗽等症状。

(5)如来自碘缺乏地区的结节性甲状腺肿患者,其甲状腺功能可有低下表现,临床上也可发生心率减慢、水肿与皮肤粗糙及贫血表现等。少数患者也可癌变。结节性质为温结节者比较多见,可用甲状腺制剂治疗,肿大的腺体可缩小。冷结节比较少见,有临床甲减者可用甲状腺制剂治疗,但往往需要手术治疗。

三、辅助检查

发现甲状腺呈结节性肿大时,需做以下检查。

(一)甲状腺 B 超

B超可显示甲状腺肿大,有多个低回声区,还可显示甲状腺结节的大小,有无钙化等。甲状腺B超可以明确甲状腺结节为实质性或囊肿性,诊断率达95%。伴有囊肿的甲状腺结节多为良性结节,可用抽吸治愈或缩小结节。实质性结节者还应进行甲状腺扫描或穿刺病理检查等。具有高分辨力的超声图像检查可以分析结节至 1 mm 病灶,临床上认为单结节者,常可发现为多结节,接近于尸检所见,大多数囊肿病变并非真正囊性,而是具有实性组织的病变,并能显示混合性回声波群。

(二)甲状腺扫描

常用的甲状腺扫描有放射性核素^{131}I 和^{99m}Tc,即^{131}I 扫描、^{99m}Tc 扫描。甲状腺结节因对碘的摄取能力不同而图像不同,^{99m}Tc 可像碘一样被甲状腺所摄取,但不能转化。甲状腺扫描可显示甲状腺的吸碘率,有利于判断甲状腺功能;结节性甲状腺肿时可显示有多个稀疏区,稍大的结节可呈凉结节或冷结节。恶性结节不能摄取碘,恶变区将出现放射稀疏区,根据其摄碘能力,可分为无功能的冷结节,正常功能的温结节和高功能的热结节。放射性核素或^{99m}Tc 扫描的缺点是不能完全区分良性或恶性结节,而仅是一个初步判断分析。

(三)甲状腺功能

测定甲状腺功能大多正常。但是要注意 TSH,如升高提示甲状腺功能偏低,需要补充甲状腺激素治疗;如降低需排除合并甲亢的可能。如甲状腺球蛋白抗体(TGA)或甲状腺过氧化物酶抗体(TPOAb)升高,提示有桥本病的可能。

(四)血甲状腺球蛋白和降钙素测定

这两项指标有助于排除甲状腺癌。当甲状腺有结节时,需进行测定。甲状腺癌时甲状腺球蛋白可升高;降钙素升高是甲状腺髓样癌的特异性指标。

(五)甲状腺 CT 或 MRI

当怀疑有甲状腺癌的可能时,需做甲状腺 CT 或 MRI 辅助诊断。

(六)甲状腺吸^{131}I 率

结节性甲状腺肿吸^{131}I 率正常或增高,但无高峰前移。出现 Plummer 病时,吸^{131}I 率升高,或虽在正常范围内而高峰前移。

(七)甲状腺穿刺组织病理检查

应用细针针吸活检术检查,对甲状腺结节的诊断有一定价值,比较安全。穿刺结果有助于明确手术治疗指征,其细胞学准确性达 50%～97%。但也可取样有误,特别是有囊性变患者及结节较小者,如<1 cm 的病变,穿刺准确度可有困难。细针活检不能确定,还可用粗针再穿刺活检,其结果可能更加准确。但穿刺针进入恶性结节癌肿以后,可将癌细胞扩散为其害处,应特别注意。为了术前明确结节性质,也可采用开放性甲状腺组织活检,以利全面分析。

四、鉴别诊断

(一)甲状腺腺瘤

结节性甲状腺肿尤其是与多发性腺瘤鉴别。结节性甲状腺肿患者年龄较大,病史较长,甲状腺肿大呈分叶状或多个大小不等的结节,边界不清,甲状腺激素治疗,腺体呈对称性缩小。多发甲状腺腺瘤甲状腺肿大不对称,可触及多个孤立性结节,如合并单纯性甲状腺肿,腺瘤结节边界亦较清楚,质地较周围组织略坚韧,甲状腺激素治疗,腺体组织缩小,结节更加突出。

(二)结节性甲状腺肿伴甲亢

结节性甲状腺肿伴甲亢与 Graves 病鉴别。前者地方性甲状腺肿流行区多见,年龄一般较大,多在 40 岁以上,常在出现结节多年后发病,甲状腺功能亢进症状较轻而不典型。Graves 病发病年龄多在 20～40 岁,两侧甲状腺弥漫肿大,眼球突出,手指震颤,甲状腺局部可触及震颤及听到血管杂音。甲状腺扫描发现一个或数个"热结节"。

(三)其他

1.甲状腺囊肿

甲状腺扫描为"冷结节",B 超检查为囊性结节,细针穿刺可明确诊断。

2.甲状腺腺瘤

甲状腺腺瘤多数为单发,生长缓慢,无症状。甲状腺扫描为"温结节"。若为毒性腺瘤表现为"热结节"。腺瘤也可发生出血、坏死液化呈"冷结节"。

3.甲状腺癌

甲状腺癌早期除甲状腺结节外可无任何症状,此时与结节性甲状腺肿鉴别困难。可做针刺活组织检查,尤其粗针穿刺诊断意义很大。

4.毒性结节性甲状腺肿

毒性结节性甲状腺肿老年人多见,无突眼,心脏异常多见。甲状腺扫描可见多个摄碘功能增强的结节,夹杂不规则的浅淡显影区。

5.甲状腺肿瘤

滤泡性甲状腺癌分泌甲状腺激素引起甲亢。局部可扪及肿块,核素扫描、超声检查及细针穿刺细胞学检查可协助诊断。

五、治疗

(一)甲状腺激素抑制治疗

TSH 是甲状腺细胞生长增殖的主要刺激因子。甲状腺激素治疗可以抑制垂体 TSH 的分泌,减少对甲状腺的刺激,使结节性甲状腺肿停止发展并缩小。一般单纯性结节性甲状腺肿,无论是单结节及多发性结节,还是温结节或冷结节都可使用甲状腺制剂进行治疗。给甲状腺片每天 $40\sim80$ mg 口服;或用左甲状腺素钠(L -T_4)片,每天 $50\sim100$ μg 口服。治疗后肿大的结节缩小者可继续使用至完全消失,有效的甲状腺激素治疗应能抑制 TSH 的分泌,使其维持在正常范围的低限为宜,但不宜过度抑制而引起甲亢。对老年人特别是有心脏病者应适当减量。治疗至少 3 个月。实质性甲状腺结节用甲状腺素治疗效果尚不理想,仅有 $30\%\sim40\%$ 的患者有效,结节缩小。如治疗过程中结节变大应考虑手术治疗。

(二)手术治疗

当结节性甲状腺肿经做相应鉴别诊断的检查,或做甲状腺针吸活检怀疑有恶变时,目前主张手术治疗。

手术指征:①结节性甲状腺肿较大,有压迫症状者;②结节迅速增大,或有颈淋巴结肿大,疑恶变者。尽管诊断手段不断改进,多数手术治疗的甲状腺结节均为良性病变。因手术的并发症随手术范围扩大而增加,病变恶性程度的估计在计划手术范围中起主要作用。经细针穿刺、病理检查诊断为恶性者,应进行甲状腺全切;如穿刺结果为良性、而临床疑为恶性者可进行甲状腺叶切除。穿刺结果可疑者根据手术中冷冻切片结果决定手术范围。

(三)Plummer 病治疗

Plummer 病主要用手术治疗和放射性碘治疗或药物治疗等多种方法进行综合治疗。手术治疗效果好,不易复发。手术前需用抗甲状腺药物治疗控制甲亢病情后再行手术治疗。该类甲状腺肿患者因只有结节具有较高的摄[131]I功能,结节以外的甲状腺处于抑制状态,所以放射性碘治疗不会造成结节以外的甲状腺组织损伤。可用于老年患者,特别是有心脏病者。对于老年患者或有其他严重疾病而不能耐受手术者,可用抗甲状腺药物治疗。

第三节　甲状腺腺瘤

甲状腺腺瘤是起源于甲状腺滤泡细胞的良性肿瘤,目前认为本病多为单克隆性,是由与甲状腺癌相似的刺激所致。临床分滤泡状和乳头状实性腺瘤两种,前者多见。常为甲状腺囊内单个边界清晰的结节,有完整的包膜。

一、病因及发病机制

甲状腺腺瘤的病因未明,可能与性别、遗传因素、射线照射、TSH 过度刺激有关,也可能与地方性甲状腺肿疾病有关。

(一)性别

甲状腺腺瘤在女性的发病率为男性的 $5\sim6$ 倍,提示可能发病与性别因素有关,但目前没有发现雌激素刺激肿瘤细胞生长的证据。

(二)癌基因

甲状腺腺瘤中可发现癌基因 *c-myc* 的表达。腺瘤中还可发现癌基因 *H-ras* 第 12、13、61 密码子的活化突变和过度表达。高功能腺瘤中还可发现 TSH-G 蛋白嘌呤环化酶信号传导通路所涉及蛋白的突变,包括 TSH 受体跨膜功能区的胞外和跨膜段的突变和刺激型 GTP 结合蛋白的突变。上述发现均表明腺瘤的发病可能与癌基因有关,但上述基因突变仅见于少部分腺瘤中。

(三)家族性肿瘤

甲状腺腺瘤可见于一些家族性肿瘤综合征中,包括 Cowden 病和 Catney 联合体病等。

（四）外部射线照射

幼年时期头、颈、胸部曾经进行过 X 线照射治疗的人群,其甲状腺癌发病率约增高 100 倍,而甲状腺腺瘤的发病率也明显增高。

（五）TSH 过度刺激

在部分甲状腺腺瘤患者可发现其血 TSH 水平增高,可能与其发病有关。试验发现,TSH 可刺激正常甲状腺细胞表达前癌基因 $c-myc$,从而促使细胞增生。

二、病理类型

（一）滤泡状腺瘤

滤泡状腺瘤是最常见的一种甲状腺良性肿瘤,根据其腺瘤实质组织的构成分为以下几种。

1.胚胎型腺瘤

胚胎型腺瘤由实体性细胞巢和细胞条索构成,无明显的滤泡和胶体形成。瘤细胞多为立方形,体积不大,细胞大小一致。胞浆少,嗜碱性,边界不清晰;胞核大,染色质多,位于细胞中央。间质很少,多有水肿。包膜和血管不受侵犯。

2.胎儿型腺瘤

胎儿型腺瘤主要由体积较小而均匀一致的小滤泡构成。滤泡可含或不含胶质。滤泡细胞较小,呈立方形,胞核染色深,其形态、大小和染色可有变异。滤泡分散于疏松水肿的结缔组织中,间质内有丰富的薄壁血管,常见出血和囊性变。

3.胶性腺瘤

胶性腺瘤又称巨滤泡性腺瘤,最多见,瘤组织由成熟滤泡构成,其细胞形态和胶质含量皆和正常甲状腺相似。但滤泡大小悬殊,排列紧密,也可融合成囊。

4.单纯性腺瘤

滤泡形态和胶质含量与正常甲状腺相似。但滤泡排列较紧密,呈多角形,间质很少。

5.嗜酸性腺瘤

嗜酸性腺瘤又称 Hurthle 细胞瘤。瘤细胞大,呈多角形,胞浆内含嗜酸颗粒,排列成条或成簇,偶成滤泡或乳头状。

（二）乳头状腺瘤

良性乳头状腺瘤少见,多呈囊性,故又称乳头状囊腺病。甲状腺腺瘤中,具有乳头状结构者有较大的恶性倾向,良性乳头状腺瘤少见,多呈囊性,故又称乳头状囊腺瘤。乳头由单层立方或低柱状细胞覆于血管及结缔组织来构成,细胞形态和正常静止期的甲状腺上皮相似,乳头较短,分支较少,有时见乳头中含有胶质细胞。乳头突入大小不等的囊腔内,腔内有丰富的胶质。瘤细胞较小,形态一致,无明显多形性和核分裂象。甲状腺腺瘤中,具有乳头状结构者有较大的恶性倾向。

(三)不典型腺瘤

不典型腺瘤比较少见,腺瘤包膜完整,质地坚韧,切面细腻而无胶质光泽。镜下细胞丰富,密集,常呈片块状、巢状排列,结构不规则,多不形成滤泡。间质甚少。细胞具有明显的异形性,形状、大小不一致,可呈长方形、梭形;胞核也不规则、染色较深,亦可见有丝分裂现象,故常疑为癌变,但无包膜、血管及淋巴管浸润。

(四)甲状腺囊肿

甲状腺囊肿根据内容物不同可分为胶性囊肿、浆液性囊肿、坏死性囊肿、出血性囊肿。

(五)功能自主性甲状腺腺瘤

功能自主性甲状腺腺瘤的瘤实质区可见陈旧性出血、坏死、囊性变、玻璃样变、纤维化、钙化。瘤组织边界清楚,周围甲状腺组织常萎缩。

三、临床表现

甲状腺腺瘤可发生于任何年龄,但以青年女性多见;多数无自觉症状,往往在无意中发现颈前区肿块;大多为单个,无痛;包膜感明显,可随吞咽移动。肿瘤增长缓慢,一旦肿瘤内出血或囊变,体积可突然增大,且伴有疼痛和压痛,但过一时期又会缩小,甚至消失。少数增大的肿瘤逐渐压迫周围组织,引起气管移位,但气管狭窄罕见;患者会感到呼吸不畅,特别是平卧时为甚。胸骨后的甲状腺腺瘤压迫气管和大血管后可引起呼吸困难和上腔静脉压迫症。少数腺瘤可因钙化斑块使瘤体变得坚硬。典型的甲状腺腺瘤很容易做出临床诊断,甲状腺功能检查一般正常;核素扫描常显示温结节,但如有囊变或出血就显示冷结节。自主性高功能甲状腺腺瘤可表现不同程度的甲亢症状。

四、实验室及相关辅助检查

(一)甲状腺功能检查

血清 TT_3、FT_3、TT_4、FT_4、TSH 均正常。自主性高功能甲状腺腺瘤患者血

清 TT_3、FT_3、TT_4、FT_4 增高，TSH 降低。

(二)X 线检查

如腺瘤较大，颈胸部 X 线检查可见气管受压移位，部分患者可见瘤体内钙化等。

(三)核素扫描检查

90%的腺瘤不能聚集放射性锝或碘，核素扫描多显示为"冷结节"，少数腺瘤有聚集放射性碘的能力，核素扫描示"温结节"；自主性高功能腺瘤表现为放射性浓聚的"热结节"；腺瘤发生出血、坏死等囊性变时则均呈"冷结节"。

(四)B 超检查

B 超对诊断甲状腺腺瘤有较大价值，超声波下腺瘤和周围组织有明显界限，有助于辨别单发或多发，囊性或实性。

(五)甲状腺穿刺活检

甲状腺穿刺活检有助于诊断，特别在区分良恶性病变时有较大价值，但属创伤性检查，不易常规进行。

五、诊断与鉴别诊断

甲状腺腺瘤的诊断可参考以下要点：①颈前单发结节，少数亦可为多发的圆形或椭圆形结节，表面光滑、质韧，随吞咽活动，多无自觉症状；②甲状腺功能检查正常；③颈部淋巴结无肿大；④服用甲状腺激素 6 个月后，肿块不缩小或更凸出。

甲状腺腺瘤需要与以下疾病相鉴别。

(一)结节性甲状腺肿

甲状腺腺瘤主要与结节性甲状腺肿相鉴别。后者虽有单发结节，但甲状腺多呈普遍肿大，在此情况下易于鉴别。一般来说，腺瘤的单发结节经长期病程之后仍属单发，而结节性甲状腺肿经长期病程之后多成为多发结节。另外，甲状腺肿流行地区多诊断为结节性甲状腺肿，非流行地区多诊断为甲状腺腺瘤。在病理上，甲状腺腺瘤的单发结节有完整包膜，界限清楚。而结节性甲状腺肿的单发结节无完整包膜，界限也不清楚。

(二)甲状腺癌

甲状腺腺瘤还应与甲状腺癌相鉴别，后者可表现为甲状腺质硬，结节表面凹凸不平,边界不清,颈淋巴结肿大,并可伴有声嘶、霍纳综合征等。

六、治疗

(一)甲状腺激素治疗

甲状腺激素能抑制垂体 TSH 的分泌,减少 TSH 对甲状腺腺瘤的刺激,从而使腺瘤逐渐缩小,甚至消失。从小剂量开始,逐渐加量。可用左甲状腺素 50～150 μg/d 或干甲状腺片 40～120 mg/d,治疗 3～4 个月。适于多发性结节或温结节、热结节等单结节患者。如效果不佳,应考虑手术治疗。

(二)手术治疗

有甲状腺腺瘤癌变可能的患者或引起甲亢者,应行手术切除腺瘤。伴有甲亢的高功能腺瘤,需要先用抗甲状腺药物控制甲亢,待甲状腺功能正常后,行腺瘤切除术,可使甲亢得到治愈。

对于甲状腺腺瘤,手术切除是最有效的治疗方法,无论肿瘤大小,目前多主张做患侧腺叶切除或腺叶次全切除而不宜行腺瘤摘除术。其原因是临床上甲状腺腺瘤和某些甲状腺癌特别是早期甲状腺癌难以区别。另外约 25% 的甲状腺腺瘤为多发,临床上往往仅能查到较大的腺瘤,单纯腺瘤摘除会遗留小的腺瘤,造成日后复发。因甲状腺腺瘤有引起甲亢(发生率约为 20%)和恶变(发生率约为 10%)的可能,故应早期行包括腺瘤的患侧、甲状腺大部或部分(腺瘤小)切除。切除标本必须立即行冷冻切片检查,以判定有无恶变。

第四节 甲 状 腺 癌

甲状腺癌是最常见的甲状腺恶性肿瘤。按照组织学特征,起源于甲状腺滤泡细胞可以分为分化型甲状腺癌和未分化甲状腺癌,占所有甲状腺癌的 95% 以上。分化型甲状腺癌包括乳头状甲状腺癌和滤泡型甲状腺癌,这类甲状腺癌通常是可治愈的。相反,未分化甲状腺癌来势凶猛,预后很差。近年来,甲状腺癌发病率逐年上升。年龄是一个影响甲状腺癌的重要因素,>45 岁的患者预后较差。甲状腺癌多见于女性,但男性患者预后较差。另外的危险因素包括颈部放射治疗(简称放疗)史,直径>4 cm 的肿瘤,原发灶外侵,淋巴结及远处转移。

起源于甲状腺滤泡旁 C 细胞的恶性肿瘤称为甲状腺髓样癌,占所有甲状腺癌的 3% 左右,其分为散发性髓样癌、家族性髓样癌、MEN 综合征。

一、概述

(一)甲状腺癌分期

2010 年甲状腺癌 UICC 分期如下。

1.TNM 分期

(1)T 分期。

T_x:无法对原发肿瘤做出估计。

T_0:未发现原发肿瘤。

T_1:原发肿瘤≤2 cm,局限于甲状腺内。

T_2:2 cm<原发肿瘤≤4 cm,局限于甲状腺内。

T_3:肿瘤>4 cm,肿瘤局限在甲状腺内或有少量延伸到甲状腺外。

T_{4a}:肿瘤蔓延至甲状腺包膜以外,并侵犯皮下软组织、喉、气管、食管或喉返神经。

T_{4b}:肿瘤侵犯椎前筋膜、或包绕颈动脉或纵隔血管。

未分化癌均为 T_4。

T_{4a}:未分化癌,肿瘤限于甲状腺内,尚可外科切除。

T_{4b}:未分化癌,肿瘤已侵出包膜,外科难以切除。

(2)N 分期。

N_0:无淋巴结转移。

N_{1a}:肿瘤转移至Ⅵ区(气管前、气管旁和喉前淋巴结)。

N_{1b}:肿瘤转移至单侧、双侧、对侧颈部或上纵隔淋巴结。

(3)M 分期。

M_0:无远处转移。

M_1:远处有转移。

2.不同甲状腺癌的临床分期

(1)甲状腺乳头状腺癌或滤泡状腺癌(45 岁以下)。

Ⅰ期:任何 T,任何 NM_0。

Ⅱ期:任何 T,任何 NM_1。

(2)甲状腺乳头状腺癌或滤泡状腺癌(45 岁以上)及髓样癌(任何年龄)。

Ⅰ期:$T_1N_0M_0$。

Ⅱ期：$T_2N_0M_0$。

Ⅲ期：$T_3N_0M_0$，$T_{1\sim3}N_{1a}M_0$。

ⅣA 期：$T_{1\sim3}N_{1b}M_0$，$T_{4a}N_{0\sim1}M_0$。

ⅣB 期：T_{4b}任何 NM_0。

ⅣC 期：任何 T 任何 NM_1。

（3）未分化癌（全部归Ⅳ期）。

ⅣA 期：T_{4a}任何 NM_0。

ⅣB 期：T_{4b}任何 NM_0。

ⅣC 期：任何 T 任何 NM_1。

（二）甲状腺癌危险因素

放射接触史，碘的不适当摄入，淋巴性甲状腺炎，激素原因和家族史都是可能引起甲状腺癌的危险因素。

1.放射接触史

放射接触史有可能导致甲状腺乳头状癌的发生。这一现象在广岛和长崎的原子弹爆炸、马绍尔群岛和内华达的核试验失误，以及切尔诺贝利核泄漏后被观察及证实。尤其在切尔诺贝利核泄漏后，受到核辐射的儿童感染了更多的乳头状甲状腺癌，这可能与儿童甲状腺更易受放射线影响，或者儿童食用了更多受核污染的牛奶有关。儿童时期因头颈部肿瘤接受过放疗，也会导致乳头状甲状腺癌发生风险的增加。

2.缺碘

碘是合成甲状腺激素的必需原料。缺碘引起甲状腺滤泡细胞代偿性增生，导致甲状腺肿。在缺碘地区，甲状腺滤泡性肿瘤发病率升高；而在碘摄入过多的地区，乳头状甲状腺癌则更易发生。在动物试验中，碘的过量摄入，能导致甲状腺癌由滤泡型向乳头状表型转换。但是碘的不适量摄入如何导致甲状腺癌发生依旧不明。

3.免疫因素

乳头状甲状腺癌中通常可见淋巴细胞浸润，这一现象提示免疫因子可能参与恶性肿瘤的发生发展。分子生物学分析提示淋巴细胞甲状腺炎可能是甲状腺恶性肿瘤的早期表现。但其确切机制依旧不明。

4.年龄因素

大多数分化型甲状腺癌发生于 20～50 岁患者，女性患者为男性患者的 2～4 倍。这一现象可能提示女性激素可能参与甲状腺癌的发生。并且，雌激素受体在甲状腺滤泡细胞膜上表达,雌激素可导致滤泡细胞的增殖。同样并没有明确的动物模型能够复制,甲状腺癌与妊娠或外源性雌激素使用的关系。

5.遗传因素

遗传性因素对于甲状腺癌的发生也是同样重要的。若父母患有甲状腺癌,则患肿瘤风险增加 3.2 倍;若同胞兄妹患有甲状腺癌,则患肿瘤风险增加 6.2 倍。非家族性髓样癌发生率为 3.5%～6.2%。

二、乳头状甲状腺癌

乳头状甲状腺癌(PTC)是最常见的甲状腺癌,占所有甲状腺癌的 70%～90%。乳头状癌有着其特征的组织学表现:"砂粒体"和"营养不良性钙化"。甲状腺乳头状癌以淋巴结转移为主,常以颈部肿大淋巴结为首发症状。

(一)临床表现

患者以女性为多,男与女之比为 1:2.7,年龄 6～72 岁,20 岁以后明显增多,31～40 岁之间患病最多,占 30%,50 岁以后明显减少。乳头状癌淋巴结转移机会多,临床触不到淋巴结的患者,经选择性颈清扫术后,病理检查结果为 46%～72%的病例有淋巴结转移。有些患者以颈部淋巴结肿大来就诊,甲状腺内肿物可能已经数月或数年。因甲状腺内肿物发展较慢,且无特殊体征,常被误诊为良性,肿物可以很小,仅 0.5～1.0 cm。晚期可以明显肿大,直径可达 10 cm 以上。呈囊性或部分呈囊性,侵犯气管或其他周围器官时肿物固定。侵犯喉返神经出现声音嘶哑,压迫气管移位或肿瘤侵入气管内出现呼吸困难。淋巴结转移多至颈深中组及颈深下组,晚期可转移至上纵隔。血行转移较少,有 4%～8%,多见于肺或骨。

(二)辅助检查

1.原发病变的诊断

无淋巴结转移的情况下,对甲状腺肿物的性质难以判断,在治疗前应进行如下的检查以明确病变的范围、与周围器官的关系、甲状腺功能的损伤程度、TSH 的分泌状况等。

(1)甲状腺核素扫描:大多数滤泡型腺癌和乳头状腺癌有吸碘功能,以往为术前主要手段,目前随着其他临床检查的发展已少用。

(2)B 超检查:可发现甲状腺内肿物是多发或单发、有否囊性变、颈部有否淋巴结转移、颈部血管受侵情况等。

(3)CT 检查:显示甲状腺内肿瘤的位置、内部结构情况、钙化情况,无包膜恶性可能性大。虽不能做出定性诊断但对医师手术操作很有帮助,CT能显示肿物距大血管的远近,距喉返神经、甲状旁腺、颈段食管的远近,肿瘤是否侵犯气管壁及侵入气管内、向胸骨后及上纵隔延伸情况,纵隔内淋巴转移情况。使外科医师术前心中有数,减少盲目性,能绘制三维成像的CT更好。

(4)磁共振成像(MRI):在无碘过敏患者中,不推荐使用。

(5)PET-CT:可判断肿瘤代谢情况,主要判断远处转移情况。

(6)针吸细胞学检查:近年来由于针吸细胞学诊断的进步,广泛应用于临床,但应用于甲状腺肿物的诊断有一定限度。

2.颈淋巴结转移的诊断

(1)临床触不到淋巴结而甲状腺内肿物高度怀疑癌,此为 N_0 病例,这类患者不一定没有淋巴结转移,应做B超或CT检查以发现手摸不到的肿大淋巴结。因有些患者脂肪厚,肌肉发达,淋巴结虽已很大且呈串也不易触及,如B超及CT检查怀疑转移,且甲状腺内肿物证实为癌应按联合根治术准备。

(2)甲状腺肿物合并颈淋巴结肿大时,淋巴结位于中、下颈深较多,位于胸锁乳突肌前缘或被覆盖,活动或固定,大致可判断为甲状腺癌颈转移,以乳头状癌为多见。如针吸细胞学阳性则可确诊。

(三)治疗

1.放疗

分化型甲状腺癌对放疗敏感性差,以手术治疗为主要手段,单纯体外放疗对甲状腺癌的治疗并无好处。[131]I治疗用于手术不能切除的分化型甲状腺癌或远处转移的甲状腺癌。

2.手术治疗

(1)原发癌的处理:①一侧腺叶切除加峡部切除加Ⅵ区淋巴结清扫为单侧甲状腺癌治疗的最小手术方式。②全甲状腺切除当病变涉及两侧腺叶时行全甲状腺切除术。考虑到甲状腺多灶性癌的存在,应注意同侧腺叶多灶肿瘤,易出现对侧甲状腺内微小病灶的发生。③高分化侵袭性甲状腺癌,应积极地予以手术治疗,治疗越早,预后越好。④微小癌的治疗:目前甲状腺乳头状微癌的治疗方式尚不统一。

(2)淋巴结转移癌的处理:不论是传统式的颈清扫术还是保留功能的改良根治术都应将各区淋巴结不论大小彻底切除。

三、甲状腺滤泡型腺癌

滤泡型癌较乳头状癌发病率低,占甲状腺癌的 $10\%\sim15\%$,较乳头状癌发病年龄大,常见于中年人,平均年龄 45～50 岁,男女之比为 1∶3。其恶性程度介于乳头状癌和未分化癌之间,易出现血行转移,如肺、骨、肝、脑等处。很少出现淋巴结转移。转移的组织,很像正常甲状腺,因此有人称为"异位甲状腺"。

临床表现大多数是单发的,少数也可是多发的。容易误诊为甲状腺腺瘤。预后较乳头状癌差。影响预后的决定因素是远处转移,不是甲状腺包膜的侵犯。

四、甲状腺未分化癌

甲状腺未分化癌(ATC)在甲状腺癌中比例较少,占 3%～8%。

(一)临床表现

本病发病年龄较高,男性发病较高。病情发展较快,出现颈部肿物后增长迅速,1～2 周内肿物固定,声音嘶哑,呼吸困难。有 1/3 患者颈部肿物多年,近几个月来迅速增大,因此有学者认为此部分病例是在原有分化型甲状腺癌或良性肿物基础上的恶变。

(二)辅助检查

CT 及颈部 X 线片常见气管受压,或前后径变窄或左右径变窄,或气管受压移位,偏于一侧,椎前软组织增厚,表明肿瘤从食管后椎前包绕了气管、食管。常有颈淋巴结转移,有时颈部转移淋巴结和甲状腺的原发灶融合在一起。根据肿物形态及硬度常可确诊。

(三)治疗

大多数患者来诊较晚,失去彻底治愈治疗机会。有时手术目的是为了解决呼吸道梗阻,仅做气管切开。对少部分原发肿瘤较小的病例,尽量给予切除,然后行气管切开或气管造瘘,术后给予放疗及化学治疗(简称化疗),有的患者有一定疗效,有 40% 的患者可获完全缓解。

五、甲状腺髓样癌

甲状腺髓样癌(MTC)起源于甲状腺滤泡旁细胞或称 C 细胞。癌细胞可分泌多种胺类和多肽类激素,降钙素等,此外还有 5-羟色胺、组胺、前列腺素及 ACTH 样物质,导致部分患者出现顽固性腹泻,多为水样泄,但肠吸收障碍不严重,常伴有面部潮红。当肿瘤切除后腹泻即可消失,癌复发或转移时腹泻又可出现。

甲状腺髓样癌可分为散发性及家族性两种,前者约占 80%,不伴有其他内分泌腺部位的肿瘤,没有特殊的临床表现,后者占 20%,有明显家族史,分为两种类型:一类叫多发内分泌肿瘤ⅡA型,此型包括甲状腺髓样癌、嗜铬细胞瘤和甲状旁腺功能亢进,因是三十年前 Sipple 首先描述,被称为 Sipple 综合征。另一类叫多发内分泌肿瘤ⅡB型,此型包括甲状腺髓样癌、嗜铬细胞瘤及伴有多发性黏膜神经瘤,并有特征性的面部表现(嘴唇肥厚、宽鼻梁、脸外翻等)。

(一)临床表现

甲状腺髓样癌占甲状腺恶性肿瘤的 6%～8%。除少数合并内分泌综合征外,大多数与其他类型的甲状腺癌相似,主要是甲状腺区肿块,有时有淋巴结肿大,可出现双侧颈转移,多数生长缓慢,病程长达 10～20 年。

(二)辅助检查

血清降钙素升高伴甲状腺结节患者,首先考虑甲状腺髓样癌,若无其他内分泌综合征及肿瘤可确诊。部分甲状腺髓样癌患者可有血清 CEA 升高。

(三)治疗

手术是治疗的有效手段。有淋巴结转移时行颈清扫手术,对于是否行预防性颈清扫术,目前有一定争议。目前有靶向药物针对甲状腺髓样癌,但疗效不明确。

六、甲状腺其他恶性肿瘤

甲状腺还有其他恶性肿瘤,如血管肉瘤、纤维肉瘤、癌肉瘤、骨肉瘤、恶性纤维组织细胞瘤等,均少见。其中值得注意的是恶性淋巴瘤,近年来文献报道有增多趋势。

恶性淋巴瘤少见,占所有甲状腺恶性肿瘤的 0.6%～5.0%,占所有淋巴瘤的 2.2%～2.5%。文献报道,甲状腺恶性淋巴瘤合并慢性淋巴细胞性甲状腺炎高达 95%～100%。所以细针穿刺应多方、多点穿刺。可疑者应做诊断性探查手术,术中制冷冻切片检查,确诊后根据情况行峡部切除或一叶切除,以免将来病变进一步发展压迫气管造成呼吸困难。

甲状腺恶性淋巴瘤是以放疗为主的综合治疗,配合以化疗。有低度恶性及高度恶性两种。其治疗效果优于甲状腺未分癌。

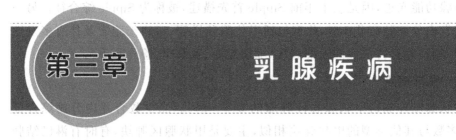

第三章　乳 腺 疾 病

第一节　急性乳腺炎

急性乳腺炎是由细菌感染所致的乳腺的急性炎症,大多数发生在产后哺乳期的 3~4 周,尤以初产妇多见。病原菌大多为金黄色葡萄球菌,少数是由链球菌引起。病菌一般从乳头破口或皲裂处侵入,也可直接侵入乳管,进而扩散至乳腺实质。一般来讲,急性乳腺炎病程较短,预后良好,但若治疗不当,也会使病程迁延,甚至可并发全身性化脓性感染。

一、病因和病理

(一)乳汁淤积

乳汁的淤积有利于入侵的细菌的繁殖。原因是乳头过小或内陷,妨碍哺乳,孕妇产前未能及时纠正乳头内陷;婴儿吸乳困难;乳汁过多,排空不完全,产妇未能将乳房内的乳汁及时排空;乳管不通或乳管本身炎症或肿瘤及外在的压迫;胸罩脱落的纤维也可以堵塞乳管引起乳腺炎。

(二)细菌入侵

急性乳腺炎的感染途径是致病菌直接侵入乳管,上行到腺小叶,腺小叶中央有乳汁潴留,使细菌容易在局部繁殖,继而扩散到乳腺的实质引起炎症反应;金黄色葡萄球菌感染常常引起乳腺的脓肿,感染可沿乳腺纤维间隔蔓延,形成多房性的脓肿;致病菌直接由乳头表面的破损、皲裂侵入,沿着淋巴管迅速蔓延到腺叶或小叶间的脂肪、纤维组织,引起蜂窝织炎。金黄色葡萄球菌常常引起深部的脓肿,链球菌感染往往引起弥漫性的蜂窝织炎。

二、临床表现

(一)急性单纯性乳腺炎

发病初期阶段,常有乳头皲裂现象,并在哺乳时感觉乳头有刺痛,伴有乳汁淤积不畅或乳腺扪及有包块,继而乳房出现局部肿胀、触痛,患乳触及痛性肿块,界限不清,质地略硬,进一步发展则出现畏寒、发热、体温骤升、食欲缺乏、疲乏无力、感觉不适等全身症状。

(二)急性化脓性乳腺炎

患乳的局部皮肤红、肿、热、痛,出现较明显的结节,触痛明显,同时患者可出现寒战、高热、头痛、无力、脉快等全身症状。此时在患侧腋窝下可出现肿大的淋巴结,有触痛,严重时可合并败血症。

(三)脓肿形成

由于治疗措施不得力或病情进一步加重,局部组织发生坏死、液化,大小不等的感染灶相互融合形成脓肿。浅表的脓肿极易发现,而较深的脓肿波动感不明显,不易发现。脓肿的临床表现与脓肿位置的深浅有关。位置浅时,早期可有局部红肿、隆起,皮温高;深部脓肿早期局部表现常不明显,以局部疼痛和全身症状为主;脓肿形成后,浅部可扪及有波动感。脓肿可以是单房性或多房性,可以先后或同时形成;浅部脓肿破溃后自皮肤破溃口排出脓液,深部脓肿则可通过乳头排出,也可侵入乳腺后间隙中的疏松组织,形成乳腺后脓肿。如果乳腺炎患者的全身症状不明显、局部和全身性的治疗效果不明显时,可行疼痛部位穿刺,抽出脓液即可确诊。

三、辅助检查

血常规检查白细胞计数升高,中性粒细胞计数升高。影像学超声检查可探及乳腺包块,形成脓肿患者可探及有液性暗区。

四、诊断

急性乳腺炎多发生于初产妇的哺乳期,起病急,早期乳腺内出现一包块,有红、肿、热、痛,严重者可有畏寒、发热等全身中毒症状。病情如未得到及时的控制,数天后可在局部形成脓肿,有波动感,穿刺抽出脓液。

急性乳腺炎的包块注意与乳腺癌的肿块相鉴别。炎性乳腺癌患者乳房内可扪及肿块,皮肤红肿范围广,局部压痛及全身炎症反应轻,细胞学检查可鉴别。

五、治疗

(一)早期治疗

注意休息,暂停患侧乳房哺乳,清洁乳头、乳晕,促进乳汁排泄(用吸乳器或吸吮),凡需切开引流者应终止哺乳。局部热敷或用鱼石脂软膏外敷,应用头孢或青霉素类广谱抗生素预防感染。

(二)手术治疗

对已有脓肿形成者,应及时切开引流。对深部脓肿波动感不明显者,可先用B超探查,针头穿刺定位后再行切开引流,手术切口可沿乳管方向做放射状切口,避免乳管损伤引起乳瘘,乳晕周围的脓肿可沿乳晕做弧形切开引流。如果有数个脓腔,则应分开脓腔的间隔,充分引流,必要时可做对口或几个切口引流。深部脓肿或乳腺后脓肿,可以在乳腺下皱襞处做弧形切开,在乳腺后隙与胸肌筋膜间分离,直达脓腔,可避免损伤乳管。

1.手术适应证

乳头周围或乳腺周围的炎性肿块开始软化并出现波动感,且B超检查有深部脓肿或脓液穿破乳腺纤维囊进入乳房后蜂窝组织内者,需及时切开引流。

2.术前准备

应用广谱抗生素治疗感染,局部热敷促进脓肿局限化。

3.麻醉与体位

多采用局麻或硬膜外麻醉,患者取仰卧位或侧卧位,有利于彻底引流。局部麻醉镇痛效果差,适于浅表的脓肿引流。

4.手术步骤

(1)乳头平面以上部位的脓肿多做弧形切口,也可做放射状切口。乳头平面以下的脓肿多做放射状切口,切口两端不超过脓肿的边界,否则可引起乳瘘。乳头或乳晕周围的脓肿多做沿乳晕的弧形切口。深部的脓肿可做乳房皱襞下的胸部切口,引流畅通,疤痕少。

(2)针头穿刺,抽出脓液后在脓腔顶部切开,适当分离皮下组织,插入血管钳直达脓腔,放出脓液。

(3)从切口伸入手指分离脓腔间隔,使小间隔完全贯通,排出分离的坏死组织。

(4)等渗盐水或过氧化氢冲洗脓腔,凡士林纱布或橡皮片引流。若脓肿较大,切口较高,则应在重力最佳位置再做切口,便于对口引流或放置引流管引流。

（5）脓液做细菌培养，对慢性乳房脓肿反复发作者应切取脓腔壁做病理检查，排除其他病变。

5.术后处理

伤口覆盖消毒敷料后，应用宽胸带或乳罩将乳腺托起以减轻坠痛感，继续给予抗生素等抗感染治疗，控制感染至患者体温正常。术后第 2 天更换纱布敷料和引流物。若放置引流管可每天换药时用等渗温盐水冲洗脓腔。引流量逐渐减少，直到仅有少量分泌物时拔出引流物。术后可热敷或理疗促进炎症浸润块吸收。

6.注意

手术后伤口要及时换药，每 1～2 天更换 1 次敷料，保证有效引流，防止残留脓腔、经久不愈或切口闭合过早。脓腔可用过氧化氢、生理盐水等冲洗，排出的脓液要送细菌培养，确定是何种细菌感染，指导临床用药。哺乳期应暂停吮吸哺乳，改用吸乳器时吸尽乳汁。如有漏乳或自愿断乳者，可口服乙底酚 5 mg 每天 3 次，3～5 天即可。对感染严重伴全身中毒症状者，应积极控制感染，给予全身支持疗法。

六、乳腺炎的预防

要防止乳头破裂，乳头破裂既容易导致乳汁淤积，又有可能因伤口而发生细菌感染。怀孕 6 个月以后，每天用毛巾蘸水擦洗乳头。不要让小儿养成含乳头睡眠的习惯。哺乳后，用水洗净乳头，用细软的布衬在乳头衣服之间，避免擦伤。要积极治疗乳头破裂，防止出现并发症。轻度乳头破裂仍可哺乳，但在哺乳后局部涂敷 10％复方苯甲酸酊或 10％鱼肝油铋剂，下次哺乳前清洗。重度乳头破裂，哺乳时疼痛剧烈，可用乳头罩间接哺乳或用吸奶器吸出后，用奶瓶哺食小儿。对乳头上的痂皮，不要强行撕去，可用植物油涂抹，待其变软，慢慢撕掉。防止乳汁淤积，产后应尽早哺乳。哺乳前热敷乳房以促进乳汁通畅。如果产妇感到乳房胀痛更要及时热敷，热敷后用手按捏乳房，提拔乳头。婴儿吸吮能力不足或婴儿食量小而乳汁分泌多者，要用吸奶器吸尽乳汁。宜常做自我按摩。产妇要养成自我按摩乳房的习惯。方法为一手用热毛巾托住乳房，另一手放在乳房的上侧，以顺时针方向旋转按摩。如果乳房感到胀痛，或者乳房上有肿块时，手法可以重一些。

第二节 单纯性乳腺增生症

单纯性乳腺增生症属于乳腺结构不良的早期病变。1922 年 Bloodgood 首先描述，1928 年 Semb 注意到此病表现为乳房疼痛并有肿块，称为单纯性纤维瘤病。1931 年 Beatle 称之为乳腺单纯性、脱皮性上皮增生症；1948 年 Gescnickter 称之为乳痛症，一直沿用至今。

一、发病情况

乳痛症为育龄妇女常见病，可发生于青年期后至绝经期的任何年龄段，尤其以未婚女性或已婚未育或已育未哺乳的性功能旺盛的女性多见，该病的发病高峰年龄为 30～40 岁。在临床上 50％女性有乳腺增生症的表现；在组织学上则有 90％女性可见乳腺结构不良的表现。

二、病因

该病的发生、发展与卵巢内分泌状态密切相关。大量资料表明，当卵巢内分泌失调、雌激素分泌过多，而孕酮相对减少时，不仅刺激乳腺实质增生，而且使末梢导管上皮呈不规则增生，引起导管扩张和囊肿形成，也因失去孕酮对雌激素的抑制作用而导致间质结缔组织过度增生与胶原化及淋巴细胞浸润。

三、临床表现

临床表现为双侧乳房胀痛和乳房肿块，并且有自限性。

(一)乳房胀痛

因个体差异及病变的轻重程度不一样，所以乳腺胀痛程度亦不尽相同。但患者的共有特点为疼痛的周期性，即疼痛始于月经前期，经期及经后一段时间明显减轻，甚至毫无症状。疼痛呈弥漫性钝痛或为局限性刺痛，触动和颠簸加重，并向双上肢放射，重者可致双上肢上举受限。

(二)乳房肿块

常常双侧乳房对称性发生，可分散于整个乳腺内，亦可局限于乳腺的一部分，尤以双乳外上象限多见。触诊呈结节状、大小不一、变硬，经后缩小、变软。部分患者伴有乳头溢液。

(三)疾病的自限性和重复性

该病可不治自愈。尤其结婚后妊娠及哺乳时症状自行消失,但时有反复;绝经后能自愈。

四、辅助检查

(一)针吸细胞学检查

针吸肿块内少许组织做涂片检查,可见细胞稀疏;除有少许淋巴细胞外,尚可见分化良好的腺上皮细胞及纤维细胞。

(二)乳腺 X 线摄影检查

乳腺 X 线摄影检查可见弥漫散在的直径>1 cm、数目不定、边界不清的肿块影;如果密度均匀增高,失去正常结构、不见锐利边缘说明病变广泛。

(三)红外线透照检查

双侧乳腺出现虫蚀样或雾状的灰色影,浅静脉模糊。

五、诊断

(1)育龄期女性与月经相关的一侧或双侧乳房周期性疼痛及肿块。

(2)查体可触及颗粒状小肿物,质地不硬。

(3)疾病发展过程中具自限性特点。

六、鉴别诊断

(一)乳腺癌

有些乳腺癌可有类似增生症的表现,但乳腺癌的肿块多为单侧,肿块固定不变,且有生长趋势,在月经周期变化中表现增大,而无缩小趋势。针吸即可明确诊断。

(二)乳腺脂肪坏死

该病好发于外伤后、体质较肥胖的妇女,其肿块较表浅,未深入乳腺实质,肿块不随月经周期变化。针吸细胞学检查和组织活检可明确诊断。

七、治疗

本病有自限性,属于生理性变化的范畴,可以在结婚、生育、哺乳后症状明显改善或消失。因此,只要做好患者的思想工作,消除恐癌症,可不治自愈。对于临床症状重者,可采用中、西药治疗。

(一)中医治疗

青年女性患者,一侧或两侧乳房出现肿块和疼痛,并随月经周期变化,同时伴经前心烦易怒、胸闷、嗳气、两肋胀痛者,可用逍遥散合四物汤加减:柴胡 9 g,香附 9 g,八月扎 12 g,青皮、陈皮各 6 g,当归 12 g,白芍 12 g,川芎 9 g,橘叶络各 4.5 g,益母草 30 g,生甘草 3 g。

中年已婚妇女,以乳房肿块为主症,疼痛稍轻,并且随月经周期变化较小;伴随月经不调、耳鸣目眩、神疲乏力,可用二仙汤合四物汤加减:仙蒂 9 g,淫羊藿 9 g,软柴胡 9 g,当归 12 g,熟地黄 12 g,锁阳 12 g,鹿角 9 g,巴戟天 9 g,香附 9 g,青皮 6 g。

(二)激素治疗

1.己烯雌酚

第 1 个月经期间,每周口服 2 次,每次 1 mg,连服 3 周;第 2 个月经期间,每周给药 1 次,每次 1 mg;第 3 个月经期间仅给药 1 次,每次 1 mg。

2.黄体酮

月经前两周,每周 2 次,每次 5 mg,总量为 20~40 mg。

3.睾酮

月经后 10 天开始用药,每天 5~15 mg,月经来潮时停药,每个月经周期不超过 100 mg。

4.溴隐亭

多巴胺受体激活剂,作用于垂体催乳细胞上的多巴胺受体,抑制催乳素的合成与释放。每天 5 mg,疗程 3 个月。

5.丹那唑

雌激素衍生物,通过抑制某些酶来阻碍卵巢产生甾体类物质,从而调整激素平衡达到治疗作用。每天 200~400 mg,连用 2~6 个月。

6.他莫昔芬

雌激素拮抗剂,月经干净后第 5 天口服,每天 2 次,每次 10 mg,连用 15 天停药;保持月经来潮后重复。该药物治疗效果好,不良反应小,是目前治疗乳痛症的一个好办法。

第三节　乳腺囊性增生病

乳腺囊性增生病是妇女常见的良性乳腺疾病。本病的特点是以乳腺小叶、小导管及末端导管高度扩张形成的囊肿,乳腺组成成分的增生,在结构、数量及组织形态上表现出异常。本病与单纯性乳腺增生相比较,乳腺增生与不典型增生共存,存在恶变的危险,应视为癌前病变。

一、病因

本病的发生与卵巢内分泌的刺激有关。早在 1930 年就有学者证明切除卵巢的家鼠注射雌激素后能产生乳腺囊性病。在人类中,雌激素不仅能刺激乳腺上皮增生,也能导致腺管扩张,形成囊肿。新近研究说明高催乳素血症是乳腺囊性增生病的重要原因,国外学者报道绝经后妇女患乳腺囊性增生病常是不恰当应用雌激素替代治疗的结果。

二、病理

(一)大体形态

一侧或双侧乳腺组织内有大小不等、软硬不均的囊性结节或肿块。囊肿大小不一,大囊肿直径可达 5 cm,呈灰白色或蓝色,又称蓝色圆顶囊肿或蓝顶囊肿。小囊肿多见于大囊周围,直径仅 2 mm,甚至肉眼见不到,只有在显微镜下可见。切开大囊肿可见囊肿内容物为清亮无色、浆液性或棕黄色液体,有时为血性液体。其中含有蛋白质、激素(催乳素、雌激素、雄激素、人绒毛膜促性腺激素、生长激素、卵泡刺激素、黄体化激素等)、糖类、矿物质及胆固醇。切面似蜂窝状,囊壁较厚,失去光泽,可有颗粒状或乳头状瘤样物向囊腔内突出。

(二)组织学形态

组织学形态可见 5 种不同的病变。

1.囊肿

末端导管和腺泡增生,小导管扩张和伸展,末端导管囊肿形成。末端导管上皮异常增殖,形成多层,从管壁向管腔作乳头状生长,占据管腔大部分,以致管腔受阻,分泌物潴留而扩张,而形成囊肿。一种囊肿为单纯性囊肿,只有囊性扩张,而无上皮增生;另一种为乳头状囊肿,囊肿上皮增生,呈乳头状。

2.乳管上皮增生

扩张的导管及囊肿内上皮呈不同程度的增生,轻者上皮层次增多,重者呈乳头状突起,或彼此相连,呈网状或筛状、实体状、腺样。若囊肿上皮增生活跃,常见不典型增生或间变,有癌变可能。

3.乳头状瘤病

乳头状瘤病即在乳头状囊肿的囊性扩张基础上,囊壁上皮细胞多处呈乳头状增生,形成乳头状瘤病。根据乳头状瘤病受累范围、乳头密度及上皮细胞增生程度,可把乳头状瘤病分为轻度、中度及重度,临床上有实用意义。

4.腺管型腺病

小叶导管或腺泡导管化生并增生,增生的上皮细胞呈实性团块,纤维组织有不同程度的增生,而导管扩张及囊肿形成不明显,称为腺病形成。

5.大汗腺样化生

囊肿壁被覆上皮化生呈高柱状,胞浆丰富,其中有嗜酸性颗粒,似大汗腺细胞。此种细胞的出现,常是良性标志。此外,囊壁、导管、腺泡周围纤维组织增生,并形成纤维条索,挤压周围导管,产生阻塞,导致分泌物潴留,再引起导管扭曲或扩张。标本切面呈黄白色,质韧,无包膜。切面有时可见散在的小囊,实际是扩张的小导管。囊壁光滑,内有黄绿色或棕褐色黏稠的液体,有时可见黄白色乳酪样物质自乳管口溢出。

(三)病理诊断标准

乳腺囊性增生病具以上5种病变,它们并不同时存在。其中乳头状瘤病、腺管型腺病和囊肿是主要病变。各种病变的出现率与组织取材的部位、取材量的多少有关。如果切片中能见到5种病变中的3种,或3种主要病变的2种,即可诊断。在5种病变中囊肿性乳管上皮增生、乳头状瘤病、腺管型腺病所致的不典型增生,易导致癌变。

三、临床表现

(一)乳腺肿块

乳腺内肿块常为主要症状,可发生于一侧乳腺,也可发生于两侧乳腺,但以左侧乳腺较为显著。肿块可单发,也可为多个,其形状不一,可为单一结节,亦可为多个结节状。单一结节常呈球形,边界不甚清楚,可自由推动,有囊性感。多个结节者常累及双乳或全乳,结节大小不等,囊肿活动往往受限,硬度中等且有韧性,其中较大的囊肿位于近表面时常可触及囊性感。有的尚呈条索状沿乳管分布,直径在 0.5～3.0 cm。

根据肿块分布的范围可分为弥漫型(即肿块分布于整个乳腺内)、混合型(即几种不同形态的肿块,如片状、结节状、条索状、颗粒状散在于全乳)。

(二)乳腺疼痛

本病乳痛多不明显,且与月经周期的关系也不密切,偶有多种表现的疼痛,如隐痛、刺痛、胸背痛和上肢痛。有的患者常有一侧或两侧乳房胀痛,如针刺样,可累及肩部、上肢或胸背部。一般在月经来潮前明显,来潮后疼痛减轻或消失,临床经验提示有此变化者多为良性。肿块增大迅速且质地坚硬者提示恶变可能。

(三)乳头溢液

本病 5%～15%的患者可有乳头溢液,多为自发性乳头排液。常为草黄色浆液、棕色浆液、浆液血性或血性溢液。如果溢液为浆液血性或血性,往往提示着有乳管内乳头状瘤。

四、诊断

乳腺胀痛,轻者如针刺样,可累及肩部、上肢或胸背部。检查时在乳腺内有散在的圆形结节,大小不等,质韧,有时有触痛。结节与周围组织界限不清,不与皮肤或胸肌粘连,有时表现为边界不清的增厚区。病灶位于乳腺的外上象限较多,也可累及整个乳房。有的患者仅表现为乳头有溢液,常为棕色、浆液性或血性液体。根据病史、临床症状及体征所见,一般能做出临床诊断。如诊断困难可结合辅助检查,协助诊断。

五、辅助检查

(一)肿物细针吸取细胞学检查

乳腺囊性增生病肿物多呈两侧性、多肿块性,各肿块病变的进展情况不一。采取多点细针吸取细胞学检查常能全面反映各肿块的病变情况或性质。特别疑为癌的病例,能提供早期诊断意见。最后确诊还应取决于病理活检。

(二)乳头溢液细胞学检查

少数患者有乳头溢液,肉眼所见多为浆液性、浆液血性。涂片镜检可见导管上皮泡沫细胞、红细胞、少许炎症细胞及脂肪蛋白质等无形物。

(三)乳腺 X 线摄影检查

乳腺 X 线片上显示病变部位呈现棉花团或毛玻璃状边缘模糊不清的密度

增高影或见条索状结缔组织穿越其间。伴有囊性时,可见不规则增强阴影中有圆形透亮阴影。乳腺囊性增生病肿块,需和乳腺癌的肿块鉴别,前者无血运增加、皮肤增厚和毛刺等恶性征象;若有钙化也多散在,不像乳腺癌那样密集。

(四)B超检查

B超诊断技术发展很快,诊断率不断提高。对本病检查时常显示增生部位呈不均匀低回声区和无肿块的回声囊肿区。

(五)近红外线乳腺扫描检查

本病在近红外线乳腺扫描屏幕上显示为散在点、片状灰影或条索状、云雾状灰影,血管增多、增粗,呈网状、树枝状等改变基础上常见蜂窝状不均匀透光区。

(六)磁共振成像(MRI)检查

典型的MRI图像表现为乳腺导管扩张,形态不规则,边界不清楚,扩张导管的信号强度在 T_1 权像上低于正常腺体组织;病变局限于某一区,也可弥漫分布于整个区域或在整个乳腺。本病的MRI图像特点通常为对称性改变。

六、鉴别诊断

(一)乳痛症

乳痛症多见于 20～30 岁年轻妇女。大龄未婚或已婚未育发育差的小乳房,双侧乳腺周期性胀痛,乳腺内肿块多不明显或仅局限性增厚或呈细颗粒状,又称细颗粒状小乳腺。

(二)乳腺增生症

乳腺增生症多见于 30～35 岁女性。乳痛及肿块多随月经的变化呈周期性,肿块多呈结节状多个散在,大小较一致,无囊性感,一般无乳头溢液。

(三)乳腺纤维腺瘤

乳腺纤维腺瘤多见于青年女性,常为无痛性肿块,多为单发,少数为多发。肿块边界明显,移动良好无触痛,但有时乳腺囊性增生病可与纤维腺瘤并存,不易区别。

(四)乳腺导管内乳头状瘤

乳腺导管内乳头状瘤多见于中年女性。临床上常见乳头单孔溢液,肿块常位于乳晕部,压之有溢液。乳腺导管X线造影显示充盈缺损,常可确诊。

(五)乳腺癌

乳腺癌常见于中老年妇女,乳腺内常为单一无痛性肿块。肿块细针吸取细胞学检查,多能找到癌细胞。乳腺囊性增生病伴有不典型增生、癌变时,常不易区别,需做病理活检确诊。

七、治疗

囊性增生病多数可用非手术治疗。

(一)药物治疗

1.中药治疗

对疼痛明显、增生弥漫者,可服中药治疗。疏肝理气、活血化瘀、软坚化结、调和冲任等方法可缓解疼痛。

2.激素治疗

中药治疗效果不佳,可考虑激素治疗。通过激素水平的调整,达到治疗的目的。常用的药物有黄体酮 5～10 mg/d,月经来潮前 5～10 天服用;丹他唑 200～400 mg/d,服 2～6 个月;溴隐亭 5 mg/d,疗程 3 个月;其中增生腺体病理检测雌激素受体阳性者,口服他莫昔芬(三苯氧胺)20 mg/d,2～3 个月。激素疗法不宜长期应用,以免造成月经失调等不良反应。绝经前期疼痛明显时,可在月经来潮前服用甲睾酮,每次 5 mg,每天 3 次,也可口服黄体酮,每天 5～10 mg,在月经前 7～10 天服用。近来应用维生素 E 治疗也可缓解疼痛。

(二)手术治疗

1.手术目的

明确诊断,避免乳癌漏诊和延误诊断。

2.适应证

患者经过药物治疗后疗效不明显,肿块增多、增大、质地坚实者;肿物针吸细胞学检查见导管上皮细胞增生活跃,并有不典型增生者;年龄在 40 岁以上,有乳癌家族史者,宜选择手术治疗。

3.手术方案选择

根据病变范围大小、肿块多少采用不同的手术方法。

(1)单纯肿块切除:患者不属于癌高发家庭成员者,肿块直径<3 cm 者,均可行包括部分正常组织在内的肿块切除。

(2)乳腺区段切除术:病变仅限于某局部,病理结果显示有上皮细胞高度增生、间变,年龄在 40 岁以上者,可行乳腺区段切除。

(3)经皮下乳腺单纯切除术:有高度上皮细胞增生,且家族中有同类病史,尤其是一级亲属有乳腺癌,年龄在 45 岁以上者,应行乳腺单纯切除术。

(4)乳腺根治术:35 岁以下的不同类型的中等硬度的孤立肿块,长期治疗时好时坏,应行多点细针穿刺细胞学检查,阳性者应行乳腺癌根治术。阴性者可行肿块切除送病理,根据病理结果追加手术范围。

(5)乳腺腺叶区段切除术。①麻醉方法与体位:局部浸润麻醉或硬膜外麻醉,仰卧位,患侧肩胛下垫小枕,患侧上肢外展 70°～80°,有利于显露病变部位。②手术切口:手术切口的长度取决于肿瘤的部位及体积大小。乳腺上半部多采用弧形切口;乳腺下半部多采用放射状切口;乳房下半部位置深的可在乳腺下皱襞做弧形切口;当肿块与皮肤有较紧的粘连时,须做梭形切口,切除粘连的皮肤。③手术步骤:消毒、铺无菌巾。切开皮肤、皮下组织,确定肿块的范围。组织钳夹持、牵引肿块,用电刀或手术刀在距离病变两侧 0.5～1.0 cm 处梭形切除乳腺组织。彻底止血,缝合乳腺创缘,避免残留无效腔;缝合皮下组织及皮肤切开,覆盖敷料,加压包扎伤口。④注意事项:梭形切除乳腺组织时,必须防止切入病变组织内;创缘避免遗留无效腔;创口较大时可放置引流片引流。

(6)全乳房切除术。①麻醉方法和体位:采用硬膜外麻醉或全麻,取仰卧位,患侧肩胛下垫小枕,有利于乳腺肿块的暴露,患侧上肢外展 80°,固定于壁板上。②手术切口:根治肿块的位置选择以乳头为中心的环绕乳头的梭形切口,可选用横向或斜向切口。横切口形成的瘢痕较纤细,适用于乳腺较大且下垂的患者,斜向切口有利于术后创口的引流。③手术步骤:消毒,铺无菌巾;确定切口;切开皮肤、皮下组织;提起皮瓣边缘,沿皮下组织深面潜行锐性游离皮瓣,直到乳房边缘,若为恶性肿瘤,则皮瓣不保留脂肪,游离范围上起第 2 或第 3 肋骨,下至第 6 或第 7 肋骨水平,内侧至胸骨缘,外侧达腋前线;自上而下,由内而外,将整个乳房及周围脂肪组织自胸大肌筋膜表面切除,如为恶性肿瘤,应将乳房连同胸大肌筋膜一并切除;创口止血,冲洗伤口,放置引流,按层缝合伤口,覆盖敷料;加压包扎伤口。④注意事项:术后 2～3 天,引流液减少至 10 mL 以下时拔引流管,再继续适当加压包扎;隔天换药,术后 8～10 天拆线;术后常规送病理检查。若为恶性肿瘤,则要行乳腺改良根治术,最迟不超过 2 周。

八、预防

乳腺囊性增生病和乳腺癌的关系尚不明确,流行病学调查研究提示乳腺囊性增生病的患者以后发生乳腺癌的机率为正常人群的 2～4 倍。乳腺囊性增生病是癌前病变,在诊断和治疗后应给予严密的监测:每月 1 次的乳房自我检查,每年 1 次的乳腺 X 线摄影,每 4～6 个月 1 次的临床乳房检查等。对每个患者建立一套完整的随访监测计划,在临床实践中,努力探索更有价值的诊治技术,提高对癌前疾病恶性倾向的预测,以利早期发现乳腺癌。

第四节 乳腺纤维腺瘤

乳腺纤维腺瘤是乳腺疾病中最常见的良性肿瘤,可发生于青春期后的任何年龄,多在 20～30 岁。其发生与雌激素刺激有关,所以很少发生在月经来潮前或绝经期后的妇女中,为乳腺良性肿瘤,少数可发生恶变。一般为单发,但有15％～20％的病例可以多发。单侧或双侧均可发生。一般为圆形、卵圆形,大的可呈分叶状。初期如黄豆大小,生长比较缓慢,可以数年无变化,因为无明显不适,因此很少引起患者的注意。肿块在不知不觉中逐渐长大,还有患者由于怕羞不愿找医师检查,直到肿块长得较大时,才不得不去医院诊治,耽误诊治。

一、病因和病理

乳腺纤维腺瘤的病因及发病机制尚还没有完全明确的解释,但多数学者认为与以下因素有关。

(一)雌激素水平失衡

多数患者有雌激素水平相对或绝对升高,雌激素水平的过度刺激可导致乳腺导管上皮和间质成分异常增生从而形成肿瘤。

(二)局部乳腺组织对雌激素过度敏感

正常乳腺的各部组织对雌激素敏感性高低不一,敏感性高的组织易患病,不同妇女乳腺组织对雌激素刺激的敏感性不同,对雌激素刺激敏感的妇女患病概率大大增加。

(三)饮食及身体因素

高脂肪、高能量饮食、肥胖、肝功能障碍等使体内雌激素增多,进而刺激乳腺导管上皮及间质纤维组织增生引起本病。

(四)遗传倾向

该病提示有一定的遗传倾向。

二、临床表现

乳腺纤维腺瘤最主要的临床表现就是乳房肿块,而且多数情况下,乳房肿块是本病的唯一症状。乳腺纤维腺瘤的肿块多为患者无意间摸到或查体检查出来,一般不伴有疼痛感,亦不随月经周期而发生变化。少部分病例乳腺纤维腺瘤同时伴有乳腺增生,此时则可有经前乳房胀痛不适等症状。乳腺纤维腺瘤在乳腺的各个象限均可发生,尤其好发于乳房的外上象限。腺瘤常为单发,亦有多发者。腺瘤呈圆形或卵圆形,直径以 1～3 cm 者较为多见,偶可见巨大者表面光滑,质地坚韧,边界清楚,与皮肤和周围组织无粘连,活动度大。腋下淋巴结无肿大。腺瘤多无痛感,亦无触痛。通常生长缓慢,可以数年无变化,但在妊娠哺乳期可迅速增大,个别的可发生肉瘤样变。乳腺纤维腺瘤与乳腺癌的关系不大,其恶变的概率不大。

临床上见到的乳腺纤维瘤常有两种情况,一种是单纯的腺纤维瘤,另一种是乳腺增生伴发的腺纤维瘤。前者表面光滑,边缘清楚,质中等,活动度大,能在扪诊的手指下滑脱;后者则仅可扪及部分露在增生乳腺组织外的光滑瘤体,边缘不清,有一定的自限性,其活动性则随增生组织的活动而活动。

根据临床表现乳腺纤维腺瘤可分为 3 型。

(一)普通型纤维腺瘤

本型最常见,瘤体直径常在 1～3 cm,生长缓慢。

(二)青春型纤维腺瘤

本型较少见,月经初潮前发生,肿瘤生长速度快,瘤体较大,可致皮肤紧张变薄,皮肤静脉舒张。

(三)巨纤维腺瘤

本型亦称分叶型纤维腺瘤,多见于 15～18 岁青春期及 40 岁以上绝经前妇女。瘤体常超过 7 cm,甚至可达 20 cm,形状常呈分叶状。

三、诊断

乳腺纤维腺瘤最主要的临床表现就是乳房肿块,而且多数情况下,乳房肿块是本病的唯一症状,多为患者无意间发现,一般不伴有疼痛感,亦不随月经周期而发生变化。少部分病例乳腺纤维腺瘤与乳腺增生病共同存在,此时则可有经前乳房胀痛,肿块好发于乳房的外上象限。腺瘤常为单发(75%单发),亦有多发者。腺瘤呈圆形或卵圆形,直径以 1～3 cm者较为多见,亦有巨大者。乳腺纤维瘤表面光滑,质地坚韧,边界清楚,与皮肤和周围组织无粘连,活动度大,触之有滑动感,表面皮肤无改变;腋下淋巴结无肿大。腺瘤多无痛感,亦无触痛。肿瘤大小、性状一般不随月经周期而变化。肿块通常生长缓慢,可以数年无变化,但在妊娠哺乳期可迅速增大,个别的可于此时发生肉瘤变。对于诊断困难者,借助乳腺的特殊检查,常可明确诊断。

四、辅助检查

(一)超声检查

B超检查能显示乳腺各层次软组织结构及肿块的形态、大小和密度。纤维腺瘤的瘤体多为圆形或椭圆形低回声区,边界清晰整齐,内部回声分布均匀,呈弱光点,后壁线完整,有侧方声影。肿瘤后方回声增强,如有钙化时,钙化点后方可出现声影。近年,使用彩色 Doppler 超声检测乳腺肿瘤的供血状况判断肿瘤的良、恶性,对诊断本病甚有帮助。

(二)乳腺 X 线摄影检查

乳腺内脂肪较丰富者,纤维腺瘤表现为边缘光滑、锐利的圆形阴影,密度均匀,有的在瘤体周围见一层薄的透亮晕。无血管增多现象。致密型乳腺中,由于肿瘤与乳腺组织密度相似,在X线下显示不清。有的肿瘤发生钙化,可为片状或轮廓不规则的粗颗粒钙化灶,直径大小为 1～25 mm,与乳腺恶性肿瘤的细沙粒样钙化完全不同。

(三)细针穿刺细胞学检查

针感介于韧与脆之间,针吸细胞量常较多。导管上皮细胞分布多呈团片排列整齐,不重叠,如铺砖状,有较多双极裸核细胞。诊断符合率达90%以上,少数胞核较大,有明显异形性,染色质粗糙,细胞大小不等,可被误诊为癌,造成假阳性,应特别留意。

(四)红外线扫描检查

肿瘤与周围乳腺组织透光度基本一致,或呈相对边缘锐利的灰色阴影,无周围血管改变的暗影。

(五)局部组织切除病理组织学检查

1.大体标本

纤维腺瘤的巨体态极具特征,甚至肉眼下即可诊断。肿块大致呈圆形或椭圆形,直径一般为 1～3 cm,但有时可达 10 cm 以上,巨大者多出现于青春期前后少女中。表面光滑、结节状,质韧、有弹性,边界清楚,有完整包膜,易于剥出。切面质地均匀,呈灰白或淡粉色。导管型(管内型)及分叶型纤维腺瘤的切面常呈黏液样,并有大小不等裂隙。围管型纤维腺瘤切面呈颗粒状。病程长的纤维腺瘤的间质呈编织状而致密,有时还可见钙化或骨化区。囊性增生型纤维腺瘤的切面可见小囊肿。

2.镜下特点

根据肿瘤中的纤维组织和腺管结构的互相关系,分为导管型(管内型)纤维腺瘤、围管型(管周型)纤维腺瘤、混合型纤维腺瘤、囊性增生型腺纤维瘤和分叶型腺纤维瘤(巨腺纤维瘤)5型。

五、鉴别诊断

(一)乳腺增生

两者均可摸到乳腺内肿块,单发或多发,质地韧。乳腺纤维腺瘤的肿块以单侧单发者较为多见,多呈圆形或卵圆形,边界清楚,活动度大,肿块无痛感及触痛,与月经周期无明显关系,发病年龄以30岁以下者多见。乳腺增生的肿块以双侧多发者较为常见,可呈结节状、片块状或串珠颗粒状,质地略韧,肿块常有触痛,可随月经周期而发生变化,月经前整个乳腺常有胀感,经后可缓解,发病年龄以30岁以上者多见。必要时可行有关辅助检查予以鉴别,如乳腺X线摄片,乳腺纤维腺瘤常见到圆形或卵圆形密度均匀的阴影,其周围可见有圈环形的透明晕,据此可与乳腺增生病相鉴别。

(二)乳腺囊肿

两者均为无痛性的乳腺肿块,多为单侧单发,边界清楚,表面光滑。但乳腺纤维腺瘤的肿块质地较囊肿稍硬韧,活动度较囊肿为大,发病年龄以18～25岁最为多见;乳腺积乳囊肿的肿块有囊性感,活动度不似腺瘤那样大,且多发于妊娠哺乳期,乳腺单纯囊肿则除囊肿外尚有乳腺增生的临床特征。可行超声检查,超声检查对于囊性肿物和实性肿物的鉴别有很大的优势。

(三)乳腺癌

两者均可见到无痛性乳腺肿块,多为单发。乳腺纤维腺瘤的肿块呈圆形或卵圆形,质地韧实,表面光滑,边界清楚,活动度大。肿块生长缓慢,一般以1～3 cm大者较常见,超过5 cm者少见。同侧腋窝淋巴结无肿大,发病年龄以30岁以下者为多见。乳腺癌的乳腺肿块可呈圆形或卵圆形,亦可呈不规则形,质地较硬,肿块表面欠光滑,活动度差,易与皮肤及周围组织发生粘连。肿块可迅速生长,同侧腋窝淋巴结常有肿大。发病年龄多见于 35 岁以上者,尤以中老年妇女多见。乳腺 X 线摄片,纤维腺瘤可见圆形或卵圆形密度均匀的阴影及其周围的环行透明晕;而乳腺癌可见肿块影、细小钙化点、异常血管影及毛刺、皮肤有凹陷、乳头内陷等。必要时活组织病理检查可提供组织学证据进行鉴别。

六、治疗

乳腺纤维腺瘤虽属良性肿瘤,但极少数有恶变的可能性,而且这种恶变的危险性为累积性增加。故多数学者主张,一旦诊断,原则上均应手术切除。各类药物治疗,效果多不可靠。妊娠、哺乳期内分泌环境急骤变化时,有的乳腺纤维瘤会加速生长,故应早期切除。乳腺纤维瘤如完整切除,多可治愈。由于致病的内分泌环境持续存在,10%~25%的患者可同时多发,也可先后多发,不应将这种多发性倾向视为复发。

乳腺纤维腺瘤最有效的治疗方法就是手术,但并不是一发现腺瘤就需立即手术,而是应严格掌握手术时机及手术适应证:20 岁左右的未婚女性,如果腺瘤不大,约 1 cm,甚至更小,则不宜立即手术,因腺瘤体积过小,且活动度较大,手术时不容易找到;未婚的年轻女性,因小的腺瘤手术使乳房部皮肤留下了疤痕,影响了美观;如果在观察过程中,乳腺纤维瘤不停地在缓慢增长,已长至 1.5 cm左右,采用保守法治疗无效者,则宜考虑手术切除,以免腺瘤长得较大后,手术创伤较大,疤痕亦较明显,而且如果继续长大亦有发生恶变的可能;如果腺瘤刚发现时就较大,超过 2 cm,或患者年龄较大超过 35 岁,则主张一发现就立即手术,因为往往在妊娠哺乳期,由于体内雌性激素的大幅度增加,可能刺激腺瘤迅速增长,甚至可能诱发肉瘤变;如果乳腺纤维瘤为多发性的,可同时切除多个;除诊断为乳腺纤维瘤外,乳房有乳管内乳头状瘤、乳腺囊肿、乳腺小叶增生、乳腺脂肪瘤、寄生虫性囊肿,因性质未明确而怀疑乳腺纤维瘤时均可做切除术。

乳腺纤维瘤手术切除的禁忌证:乳房及其周围皮肤上有急性感染者暂不做手术;乳腺纤维瘤的诊断不明确时,可穿刺诊断,暂不立即手术;乳腺纤维瘤的疗效判定标准有变化时暂不手术。

(一)乳腺纤维腺瘤手术方法

1.乳房纤维瘤摘除术

乳房纤维瘤摘除术传统的方法是在瘤体表面做放射状切口,目的是避免损伤乳腺管,但势必会留有疤痕。将传统的放射切口选择性地改良为乳晕切口,效果满意。

(1)传统手术切除:手术切口的设计应考虑美学与功能的需要。如需要哺乳者,应做以乳头为中心的放射状切口。若以后不需要哺乳者,可沿乳晕边缘行弧形切口。如是多发者可行乳腺下缘与胸壁交界处切口或沿乳晕切口。①在瘤体表面用美兰画一个瘤体大小的圆圈,然后由圆圈的中点至乳头用美兰画一直线,用细长针注射0.5%利多卡因做局部浸润麻醉,始为乳晕部做半月形浸润麻醉,而后自乳晕部进针,沿美兰直线浸润麻醉至瘤体周围。②沿所画切口切开皮肤、皮下组织,分离浅筋膜,用血管钳或爱力斯夹住切口外侧筋膜,用血管钳沿乳腺组织表面分离至瘤体部位,爱力斯或缝线将瘤体牵引至直视下分离切除瘤体。③彻底止血,瘤体创面乳腺组织间断缝合数针。④皮内缝合或间断缝合乳晕切口。乳房表面用绷带适当加压包扎24～48小时,切除的肿块常规应做病理检查。⑤注意事项:手术时最好将整个肿瘤及其周围部分正常乳腺组织一并切除,在被切除的肿瘤以外的乳腺内,或对侧乳腺内术后再发生同样的肿瘤,不应认为复发,严格地说应为多发倾向。在原位又重新出现此种肿瘤者为复发,反复复发应警惕叶状肿瘤的可能。这种术式会在乳腺上留下疤痕,影响美观,对于乳腺多个象限内的多个肿物不能完全切除。

(2)微创手术切除:是在腋下或乳晕等隐蔽的地方戳孔(约3mm),在超声或钼靶引导下应用旋切针将肿物旋切出来,痛苦小,术后只留下一个3mm左右大小的印痕,恢复快,不需住院,不用拆线。而且可以通过一个切口一次性同时切除多个肿瘤,多发肿物或临床触摸不到的微小肿物的患者特别适合采用这种手术。微创旋切的技术优势还体现在对于性质不明的肿块可以在B超定位下进行活检和病理检查,对3mm微小的肿瘤也可精确切除,这对于乳腺癌的早期诊断和治疗无疑也是一种非常好的方法。缺点是费用高,对于接近乳头、皮肤、乳腺边缘的肿物无法保证完全切除,易有残留等。

2.多发性乳腺纤维腺瘤的处理

多发性乳腺纤维腺瘤是指乳房部有2个以上的纤维腺瘤者,其发生的比例约为15%。因为多发的乳腺纤维腺瘤可相互临近而彼此融合,亦可散布于一侧或两侧的多个部位,手术全部切除有一定的困难,所以对于那些腺瘤体积不太大的多发腺瘤,临床可予以观察,腺瘤体积有所缩小,继续观察;如肿物继续生长,体积较大,超过2cm的腺瘤,则可考虑将其切除。切除时如果附近尚有1cm左右的纤维腺瘤亦可一并切除,而距离较远且腺瘤体积较小者,则可以继续对其进行观察。由于多发性乳腺纤维腺瘤切除后,有些仍可于原部位再发,或于其他部位继续有新发的纤维腺瘤出现,因此,可在腺瘤手术切除后,即服用一段时间的中药,防止其再发。

(二)中医辨证治疗

中医称乳腺纤维瘤为乳核。多因情志内伤,肝气郁结,或忧思伤脾,运化失司,痰失内生;或冲妊失调,气滞血瘀痰凝,积聚乳腺而成。乳房纤维瘤属于中医"乳癖"范畴,其主要病因多为情志内伤,多虑善感、肝气郁结、气滞痰凝或忧思伤脾、运化失职、痰浊积聚,导致气血、痰浊凝聚而成。现代医学认为本病的发生与内分泌激素水平失调有关,是雌激素相对或绝对升高引起,因此治疗本病应根据患者不同症状表现,以疏肝解郁,活血化痰,从根本上调整机体内分泌系统。

1.辨证论治

肝气郁结,肿块小,发展缓慢,不红、不热、不痛,推之可移,可有乳腺不适,胸闷叹气。舌苔薄白,脉弦。

2.药用

复方夏枯草膏、小金丹、乳结散。

3.用药注意事项

诊断明确的小纤维瘤可服药治疗,2月无效者可行手术切除;较大的或妊娠前的纤维瘤应行手术切除。

4.疗效

(1)痊愈:乳房肿块消散,乳房疼痛消失。

(2)显效:乳房肿块缩小 1/2,乳房疼痛消失。

(3)有效:乳房肿块缩小不足 1/2,乳房疼痛减轻。

(4)无效:肿块无缩小或增长,疼痛未缓解。

(三)其他治疗

还有激素疗法等病因治疗。

七、预防

(1)保持良好的心态和稳定的生活节奏,克服不良的饮食习惯和嗜好,有规律的工作、生活是预防乳腺疾病发生的有效方法。

(2)少穿束胸或紧身衣,合理使用文胸。型号合适的文胸对乳房健康很重要,最好能选用柔软、透气、吸水性强的棉制文胸。平时能不戴文胸时尽量不戴,更不要戴文胸睡觉。

(3)慎用含雌激素类药物和保健品,慎用丰胸产品。

(4)洗澡时避免长时间用热水刺激乳房,更不要在热水中长时间浸泡,洗澡时的水温以 27 ℃左右为宜。规律的性生活能促进乳房的血液循环、性激素分泌的增加,有利于女性乳房的健康。

(5)保持适量的运动。运动不仅有助于乳房健美,还能降低乳腺疾病的发病率。

(6)每月进行乳房自检,每年进行专业检查。一般月经后的1周到两周是检查的最佳时期。如果发现乳房有肿块、乳房局部皮肤或乳头凹陷、腋窝淋巴结肿大,一定要及时就诊。

第五节 乳 腺 癌

乳腺癌是女性常见的恶性肿瘤之一,发病率位居女性恶性肿瘤的首位。发病原因不明,雌激素为主的内分泌激素与乳腺癌的发病密切相关。目前,通过采用综合治疗手段,乳腺癌已成为疗效最好的实体肿瘤之一。

一、病因

乳腺癌的病因尚不清楚。乳腺是多种内分泌激素的靶器官,如雌激素、孕激素及催乳素等,其中雌酮及雌二醇对乳腺癌的发病有直接关系。20 岁前本病少见,20 岁以后发病率迅速上升,45～50 岁较高,绝经后发病率继续上升,可能与年老者雌酮含量提高有关。月经初潮年龄早、绝经年龄晚、不孕及初次足月产的年龄与乳腺癌发病均有关。一级亲属中有乳腺癌病史者,发病危险性是普通人群的 2～3 倍。乳腺良性疾病与乳腺癌的关系尚有争论,多数认为乳腺小叶有上皮高度增生或不典型增生者可能与乳腺癌发病有关。另外,营养过剩、肥胖、脂肪饮食,可加强或延长雌激素对乳腺上皮细胞的刺激,从而增加发病机会。北美、北欧地区乳腺癌发病率约为亚、非、拉美地区的 4 倍,而低发地区居民移居至高发地区后,第二、三代移民的乳腺癌发病率逐渐升高,提示环境因素及生活方式与乳腺癌的发病有一定关系。

二、病理类型

乳腺癌有多种分型方法,目前国内多采用以下病理分型。

(1)非浸润性癌:包括导管内癌(癌细胞未突破导管壁基底膜)、小叶原位癌

（癌细胞未突破末梢乳管或腺泡基底膜）及乳头湿疹样乳腺癌。此型属早期，预后较好。

（2）早期浸润性癌：早期浸润是指癌的浸润成分<10%，包括早期浸润性导管癌（癌细胞突破管壁基底膜开始向间质浸润）、早期浸润性小叶癌（癌细胞突破末梢乳管或腺泡基底膜开始向间质浸润，但仍局限于小叶内）。此型仍属早期，预后较好。

（3）浸润性特殊癌：包括乳头状癌、髓样癌（伴大量淋巴细胞浸润）、小管癌（高分化腺癌）、腺样囊性癌、黏液腺癌、大汗腺样癌、鳞状细胞癌等。此型分化一般较高，预后尚好。

（4）浸润性非特殊癌：包括浸润性小叶癌、浸润性导管癌、硬癌、髓样癌（无大量淋巴细胞浸润）、单纯癌、腺癌等。此型一般分化低，预后较上述类型差，且是乳腺癌中最常见的类型，占80%，但判断预后尚需结合疾病分期等因素。

（5）其他罕见癌。

三、转移途径

（一）局部扩展

癌细胞沿导管或筋膜间隙蔓延，继而侵及 Cooper 韧带和皮肤。

（二）淋巴转移

主要途径：①癌细胞经胸大肌外侧缘淋巴管侵入同侧腋窝淋巴结，然后侵入锁骨下淋巴结以至锁骨上淋巴结，进而可经胸导管（左）或右淋巴管侵入静脉血流而向远处转移；②癌细胞向内侧淋巴管，沿着乳内血管的肋间穿支引流到胸骨旁淋巴结，继而达到锁骨上淋巴结，并可通过同样途径侵入血流。一般第一条途径为多数，根据我国各地乳腺癌扩大根治术后病理检查结果，腋窝淋巴结转移约60%，胸骨旁淋巴结转移率为20%～30%。后者原发灶大多数在乳房内侧和中央区。癌细胞也可通过逆行途径转移到对侧腋窝或腹股沟淋巴结。

（三）血运转移

以往认为血运转移多发生在晚期，这一观点已被否定，因为现在一致认为乳腺癌是一个全身性疾病。研究发现，有些早期乳腺癌已有血运转移。癌细胞可经淋巴途径进入静脉，也可直接侵入血循环而致远处转移。最常见的远处转移依次为肺、骨、肝。

四、临床表现

早期乳腺癌不具备典型症状和体征，不易引起患者重视，常通过体检或乳腺癌筛查发现。

(一)临床症状、体征

1.乳腺肿块

80%的乳腺癌患者以乳腺肿块首诊。患者常无意中发现肿块,多为单发,质硬,边缘不规则,表面欠光滑。大多数乳腺癌为无痛性肿块,仅少数伴有不同程度的隐痛或刺痛。

2.乳头溢液

非妊娠期从乳头流出血液、浆液、乳汁、脓液,或停止哺乳半年以上仍有乳汁流出者,称为乳头溢液。引起乳头溢液的原因很多,常见的疾病有导管内乳头状瘤、乳腺增生、乳腺导管扩张症和乳腺癌。单侧单孔的血性溢液应进一步检查,若伴有乳腺肿块更应重视。

3.皮肤改变

乳腺癌引起皮肤改变可出现多种体征,最常见的是肿瘤侵犯 Cooper 韧带后与皮肤粘连,出现"酒窝征"。若癌细胞阻塞了淋巴管,则会出现"橘皮样改变"。乳腺癌晚期,癌细胞沿淋巴管、腺管或纤维组织浸润到皮内并生长,形成"皮肤卫星结节"。

4.乳头、乳晕异常

肿瘤位于或接近乳头深部,可引起乳头回缩。肿瘤距乳头较远,乳腺内的大导管受到侵犯而短缩时,也可引起乳头回缩或抬高。乳头湿疹样癌即乳头 Paget 病,表现为乳头皮肤瘙痒、糜烂、破溃、结痂、脱屑,伴灼痛,甚至乳头回缩。

5.腋窝淋巴结肿大

隐匿性乳腺癌乳腺体检摸不到肿块,常以腋窝淋巴结肿大为首发症状。医院收治的乳腺癌患者 1/3 以上有腋窝淋巴结转移。初期可出现同侧腋窝淋巴结肿大,肿大的淋巴结质硬、散在、可推动。随着病情发展,淋巴结逐渐融合,并与皮肤和周围组织粘连、固定。晚期可在锁骨上和对侧腋窝摸到转移的淋巴结。

(二)乳腺触诊

(1)方法:遵循先视诊后触诊,先健侧后患侧的原则。触诊时应采用手指按压腹侧,按一定顺序,不遗漏乳头、乳晕区及腋窝部位,可双手结合。

(2)大多数乳腺癌触诊时可以触到肿块,查体时应重视乳腺局部腺体增厚变硬、乳头糜烂、乳头溢液,以及乳头轻度回缩、乳房皮肤轻度凹陷等,必要时可活检行细胞学诊断。

五、诊断

详细询问病史及临床检查后,大多数乳房肿块可得出诊断。但乳腺组织在不同年龄及月经周期中可出现多种变化,因而应注意查体方法及检查时距月经期的时间。乳腺有明确的肿块时诊断一般不困难,但不能忽视一些早期乳腺癌的体征,如局部乳腺腺体增厚、乳头溢液、乳头糜烂、局部皮肤内陷等,以及对有高危因素的妇女,可应用一些辅助检查。诊断时应与下列疾病鉴别。

(一)纤维腺瘤

纤维腺瘤常见于青年妇女,肿瘤大多为圆形或椭圆形,边界清楚,活动度大,发展缓慢,一般易于诊断。但40岁以后的妇女不要轻易诊断为纤维腺瘤,必须排除恶性肿瘤的可能。

(二)乳腺囊生增生病

乳腺囊生增生病多见于中年妇女,特点是乳房胀痛、肿块可呈周期性,与月经周期有关。肿块或局部乳腺增厚与周围乳腺组织分界不明显。可观察一至数个月经周期,若月经来潮后肿块缩小、变软,则可继续观察,如无明显消退,可考虑做手术切除及活检。

(三)浆细胞性乳腺炎

浆细胞性乳腺炎是乳腺组织的无菌性炎症,炎性细胞中以浆细胞为主。临床上60%的患者呈急性炎症表现,肿块大时皮肤可呈橘皮样改变。40%的患者开始即为慢性炎症,表现为乳晕旁肿块,边界不清,可有皮肤粘连和乳头凹陷。急性期应予抗感染治疗,炎症消退后若肿块仍存在,则需手术切除,作包括周围部分正常乳腺组织的肿块切除术。

(四)乳腺结核

乳腺结核是由结核分枝杆菌所致乳腺组织的慢性炎症。好发于中、青年女性。病程较长,发展较缓慢。局部表现为乳房内肿块,肿块质硬偏韧,部分区域可有囊性感。肿块境界有时不清楚,活动度可受限,可有疼痛,但无周期性。治疗包括全身治疗及局部治疗,可做包括周围正常乳腺组织在内的乳腺区段切除。

六、临床分期

由于分期是依据疾病的严重程度,所以肿瘤的分期是最重要的预后指标之一。美国癌症委员会和癌症国际联合中心已制定了一个统一的乳癌分类系统:TNM分期系统。在一个原位及浸润混合性病灶,肿瘤的大小取决于浸润成分的大小。微浸润乳腺癌指的是浸润成分<2 mm。小浸润乳癌通常指≤1 cm的病灶（$T_{1a,b}$），而早期乳腺癌指的是Ⅰ和Ⅱ期的病灶。生存率与分期呈负相关：Ⅰ期乳腺癌5年生存率大约为90%，而Ⅳ期患者诊断后很少能活过5年。

（一）TNM分期系统

1.原发灶（T）

T_X：原发灶无法评价。

T_0：无原发灶。

T_{is}：原位癌：导管内癌，小叶原位癌，或未发现肿块的Paget病。

T_1：肿瘤最大径≤2 cm。

$T_{1\,mic}$：最大径≤0.1 cm的微浸润。

T_{1a}：肿瘤最大径>0.1 cm，但≤0.5 cm。

T_{1b}：肿瘤最大径>0.5 cm，但≤1 cm。

T_{1c}：肿瘤最大径>1 cm，但≤2 cm。

T_2：肿瘤最大径>2 cm，但≤5 cm。

T_3：肿瘤最大径>5 cm。

T_4：肿瘤大小不计，直接侵犯(a)胸壁或(b)皮肤，如下。

T_{4a}：侵犯胸壁。

T_{4b}：水肿（包括橘皮样改变）或乳腺皮肤溃疡或限于同侧乳腺的卫星结节。

T_{4c}：两者都有（T_{4a}和T_{4b}）。

T_{4d}：炎性乳癌。

2.区域淋巴结（N）

N_X：区域淋巴结无法评价（如已切除）。

N_0：无区域淋巴结转移。

N_1：同侧腋窝淋巴结转移但可推动。

N_2：同侧腋窝淋巴结转移，彼此或与其他结构固定。

N_3：对侧乳腺淋巴结转移。

3.病理分类（PN）

PN_X：区域淋巴结无法评价（如已切除或未切取供病理分析）。

PN_0：无区域淋巴结转移。

PN_1：同侧腋窝淋巴结转移，但可推动。

PN_{1a}：仅有微转移（≤0.2 cm）。

PN_{1b}:任何超过 0.2 cm 的淋巴结转移。

PN_{1bI}:1~3 个淋巴结转移,最大径>0.2 cm、但≤2 cm。

PN_{1bII}:>4 个淋巴结转移,最大径>0.2 cm、但<2 cm。

PN_{1bIII}:肿瘤扩散超出淋巴结包膜,最大径<2 cm。

PN_{1bIV}:有淋巴结转移,最大径≥2 cm。

PN_2:同侧腋窝淋巴结转移,彼此或与其他结构固定。

PN_3:同侧内乳淋巴结转移。

4.远处转移(M)

M_X:远处转移无法评价。

M_0:无远处转移。

M_1:有远处转移(包括同侧锁骨上淋巴结转移)。

(二)TNM 临床分期

0 期 :$T_{is}N_0M_0$。

Ⅰ 期 :$T_1N_0M_0$。

ⅡA 期 :$T_0N_1M_0$,$T_1N_1M_0$,$T_2N_0M_0$。

ⅡB 期 :$T_2N_1M_0$,$T_3N_0M_0$。

ⅢA 期 :$T_0N_2M_0$,$T_1N_2M_0$,$T_2N_2M_0$,$T_3N_1M_0$,$T_3N_2M_0$。

ⅢB 期 :T_4任何 NM_0,任何 TN_3M_0。

Ⅳ期 :任何 T 任何 NM_1。

七、预防

乳腺癌病因尚不清楚,目前尚难以提出确切的病因学预防(一级预防)。但重视乳腺癌的早期发现(二级预防),经普查检出病例,将提高乳腺癌患者的生存率。不过乳腺癌普查是一项复杂的工作,要有周密的设计、实施计划及随访,才能收到效果。目前一般认为乳腺 X 线摄影是最有效的检出方法。

八、治疗

乳腺癌是一种全身性疾病,其治疗原则是采取以手术为主的局部治疗和全身治疗相结合的综合治疗,局部治疗包括手术和放射等治疗,全身治疗主要是化疗、内分泌治疗和生物治疗。

(一)手术治疗

对于早期乳腺癌,外科手术通常是首选的治疗手段。1894 年 Halsted 建立了经典乳腺癌根治术(称为 Halsted 或 Halsted-Meyer 乳腺癌根治性),给乳腺癌和其他肿瘤的治疗带来了彻底改变。但随着对乳腺癌认识的深入,以及早期诊断和辅助治疗技术的提高,该术式现已少用。乳腺癌根治切除的手术方式较多,对不能根治的晚期乳腺癌也可行姑息性手术,以改善患者的生活质量。

1.保留乳房手术

保留乳房手术即对病灶较小的乳腺癌行局部扩大切除,保留大部分乳房,是否行腋窝清扫视腋窝转移情况而定。该术式已成为西方发达国家的主要手术方式,国内应用也越来越多。主要适应证为单个肿瘤、最大径≤3 cm、腋窝淋巴结转移少或无转移、且残留乳房无其他病变。如肿瘤距乳晕边缘距离≥2 cm,可保留乳头乳晕;位于乳头乳晕区的乳腺癌,如病灶小,也可行中央区局部扩大切除,保留剩余乳房。对肿瘤直径>3 cm 者,经术前化疗缩小后也可考虑保留乳房。循证医学证明,如手术指征选择恰当,切缘距肿瘤边缘 1 cm 以上,保留乳房手术能获得与改良根治术相同的疗效,但术中必须对所有切缘进行病检以保证无癌残留,且术后需行全乳放疗。

2.单纯乳房切除术

单纯乳房切除术又名全乳切除术,即只切除整个乳房而不行腋窝清扫。适用于前哨淋巴结活检(SNB)无转移者、年老体弱不能耐受根治手术者及晚期乳腺癌姑息性切除。

前哨淋巴结(SLN/SN)是指最先接受原发肿瘤的淋巴引流并最早发生癌转移的特定区域淋巴结。前哨淋巴结无转移时,其所在的区域淋巴结一般无转移。因此,通过行腋窝前哨淋巴结活检可以判断腋窝淋巴结有无转移,进而确定腋窝清扫是否必要。如前哨淋巴结阴性,通常不必清扫腋窝,反之应行腋窝清扫。临床上,一般采用染料法和核素示踪法结合显示前哨淋巴结,其准确性在 95% 以上,假阴性率低于 5%。

3.乳腺癌改良根治术

乳腺癌改良根治术亦称简化根治术,是指在全乳切除的同时行腋窝清扫,其与乳腺癌根治术的不同之处在于保留胸大小肌。又分两种术式:一种是胸大、小肌均保留(Auchincloss 手术),另一种是保留胸大肌,切除胸小肌(Patey 手术)。适用于胸大肌无侵犯的乳腺癌。随着保留乳房手术的兴起,该术式逐渐减少。

4.Halsted 乳腺癌根治术

手术切除整个乳房,胸大、小肌,腋窝和锁骨下淋巴结。切除范围上至锁骨下,下到肋缘,外至背阔肌前缘,内达胸骨旁。根据病变的部位可选择纵或横梭形切口。该手术适用于肿瘤较大、已侵犯胸大肌或腋窝、锁骨下淋巴结转移较多的乳腺癌患者。

5.乳腺癌扩大根治术

在乳腺癌根治术的同时切除 2、3、4 肋软骨,清扫内乳淋巴结即为扩大根治术。适用于有内乳淋巴结转移的乳腺癌患者。根据是否切除局部胸膜又分为胸膜外扩大根治术(Margotini 手术)和胸膜内扩大根治术(Urban 手术),前者不切胸膜,不进胸腔,创伤相对要小,故应用多于后者。

乳腺癌的手术方式还有保留胸大小肌同时清扫内乳淋巴结的改良扩大根治术、皮下乳腺切除及腔镜乳腺癌手术等。手术完毕应找出切除的全部淋巴结,按部位分别送病检,以便确定淋巴结转移状况和分期,合理制订治疗计划。

（二）化疗

乳腺癌是对化疗敏感的肿瘤之一,因此,化疗是乳腺癌的重要治疗手段。一般认为,除原位癌、微浸润癌及部分低危的乳腺癌外,年龄在 70 岁以下的浸润性乳腺癌术后都应化疗。在用药上,主张联合或序贯给药,其效果较单一药物好。

对乳腺癌疗效较好的常用化疗药物有环磷酰胺、氟尿嘧啶、甲氨蝶呤、表柔比星或多柔比星、紫杉醇和多希紫杉醇、吉西他滨、去甲长春碱(长春瑞滨)、卡培他滨等。常用的化疗方案有环磷酰胺＋甲氨蝶呤＋氟尿嘧啶(CMF)、氟尿嘧啶＋表柔比星＋环磷酰胺(FEC)、紫杉醇或多希紫杉醇＋表柔比星(TE)或再加环磷酰胺(TEC)等,一般每 3 周为一周期,对体质较好的高危患者也可采用剂量或强度密度化疗,通常连用 6 个周期。化疗期间应经常检查肝功能和白细胞计数。如白细胞计数低于正常,可注射粒细胞刺激因子,白细胞严重减少时应停药。

对局部晚期乳腺癌及具备其他保留乳房的条件但肿瘤偏大的患者,可采用新辅助化疗,即在术前先予化疗数个周期,待肿瘤缩小和分期下降后进行手术,术后再行化疗。新辅助化疗可增加保留乳房的概率,变不可手术为可手术,或使难以切除的肿瘤变得容易切除,并可减少术后复发。

（三）放疗

主要用于手术后辅助治疗及晚期患者的转移灶放疗。术后辅助放疗一般在全部化疗结束后进行,其指征有原发病变≥5 cm;有局部皮肤或深部肌肉浸润;手术证实腋窝淋巴结转移≥4 个或超过切除淋巴结数的一半;锁骨下或内乳淋巴结转移;保留乳房手术后等。对早期乳腺癌确无淋巴转移的患者,不必进行常规放疗,以免对人体造成损害。

(四)内分泌治疗

内分泌治疗又称激素治疗。50%～70%的乳腺癌属激素依赖性肿瘤,雌激素可刺激其生长和增殖。内分泌治疗的机制在于减少雌激素的来源、阻断雌激素受体,对抗雌激素对乳腺癌的促生长作用,其特点是不良反应较轻,疗效较持久,但起效慢。内分泌治疗适用于雌激素受体(ER)或孕激素受体(PR)阳性的乳腺癌患者,术后内分泌治疗一般在全部放、化疗结束后开始,常规使用 5 年,如出现复发等耐药现象,应及时换药。在绝经前,女性体内的雌激素主要来自卵巢的分泌,绝经后,卵巢功能消退,雌激素主要来源于肾上腺皮质分泌的雄激素转化而来,在转化过程中需要芳香酶的参与。据此,内分泌治疗可采用不同的方法。卵巢去势适用于绝经前 ER 阳性的乳腺癌,对骨、肺转移效果较好,对肝、脑转移效果差,现已少用。也可用深部 X 线照射毁坏卵巢,达到去势的效果,但起效慢,6～8 周后才见效果。促黄体生成激素释放激素(LHRH)类似物(如诺雷德)能抑制垂体前叶促性腺激素的分泌,从而达到卵巢抑制的效果,称为药物性去势,适用于绝经前 ER 阳性或 PR 阳性的患者。抗雌激素治疗是利用选择性雌激素受体调节剂(SERM)或拮抗剂竞争性结合雌激素受体,从而阻断雌激素与受体结合发挥作用,适用于绝经前或绝经后 ER 阳性或 PR 阳性者,最常用的药物是他莫昔芬(三苯氧胺),一般 10～20 mg,2 次/天。芳香酶(环氧化酶)抑制剂(AI)如莱曲唑和阿那曲唑能抑制芳香酶活性,从而阻断雄激素转化为雌激素,减少雌激素的来源,适用于绝经后 ER 阳性或 PR 阳性者;芳香酶抑制剂也可同LHRH 类似物联合用于绝经前 ER 阳性或 PR 阳性者。孕激素和雄激素用于晚期乳腺癌的治疗,可以改善患者的骨转移性疼痛和恶病质,对 ER 阳性者更有效。

(五)生物治疗

Her2 是表皮生长因子家族的成员,有近 40%的乳腺癌呈 Her2 强阳性,Her2 强阳性提示预后较差。赫赛汀(Herceptin)是抗 Her2 的人源化单克隆抗体,与 Her2 结合后可抑制乳腺癌的增殖。

(六)核素治疗

核素治疗用于晚期乳腺癌骨转移,能抑制肿瘤生长,缓解疼痛,可与双磷酸盐结合使用。

九、预后

乳腺癌的预后与患者年龄、肿瘤大小、淋巴结转移情况、组织学类型、病理分级和 ER、PR 状况有关，ER、PR 阳性对内分泌治疗有效，预后相对较好。其他可能有意义的预后指标包括 $Her2$、$p53$、肿瘤血管侵犯和血管生成等。早期乳腺癌手术后 5 年生存率可达 90％以上，因此，早期发现对乳腺癌的预后有重要意义。

第四章

胃十二指肠疾病

第一节　肥厚性幽门狭窄

肥厚性幽门狭窄是常见疾病,占消化道畸形的第 3 位。早在 1888 年丹麦医师 Hirchsprung 首先描述本病的病理特点和临床表现,但未找到有效治疗方法。1912 年 Ramstedt 在前人研究基础上创用幽门肌切开术,从而使病死率明显降低,成为标准术式推行至今。目前手术病死率已降至 1‰ 以下。

本病依据地理气候和种族,有不同的发病率。欧美国家较高,在美国每 400 个活产儿中 1 例患此病,非洲、亚洲地区发病率较低,我国发病率为 1/3 000。男性居多,占 90%,男女之比 (4~5)∶1。多为足月产正常婴儿,未成熟儿较少见:第一胎多见,占总病例数的 40%~60%。有家族聚集倾向,母患病,则子女患病可能性增加 3 倍。

一、病理解剖

主要病理改变是幽门肌层显著增厚和水肿,尤以环肌为著,纤维肥厚但数量没有增加。幽门部呈橄榄形,质硬有弹性。当肌肉痉挛时则更为坚硬。一般测量长 2.0~2.5 cm,直径 0.5~1.0 cm,肌层厚 0.4~0.6 cm,在年长儿肿块还要大些。但肿块大小与症状严重程度和病程长短无关。肿块表面覆有腹膜且甚光滑,由于血供受压力影响,色泽显得苍白。肥厚的肌层挤压黏膜呈纵形皱襞,使管腔狭小,加上黏膜水肿,以后出现炎症,使管腔更显细小,在尸解标本上幽门仅能通过 1 mm 的探针。细窄的幽门管向胃窦部移行时腔隙呈锥形逐渐变宽,肥厚的肌层逐渐变薄,二者之间无精确的分界。但在十二指肠侧则界限明显,胃壁肌层与十二指肠肌层不相连续,肥厚的幽门肿块类似子宫颈样突入十二指肠。

组织学检查见肌层肥厚,肌纤维排列紊乱,黏膜水肿、充血。由于幽门梗阻,近侧胃扩张,胃壁增厚,黏膜皱襞增多且水肿,并因胃内容物滞留,常导致黏膜炎症和糜烂,甚至有溃疡。

肥厚性幽门狭窄病例合并先天畸形相当少见,约7%左右。食管裂孔疝、胃食管反流和腹股沟疝是最常见的畸形,但未见有大量的病例报道。

二、病因

对幽门狭窄的病因和发病机制至今仍未有定论,多年来进行大量研究,主要有以下几种观点。

(一)遗传因素

在许多疾病的病因中,遗传因素起着很重要的作用。发病有明显的家族性,甚至一家中母亲和7个儿子都患此病,且在单卵双胎比双卵双胎多见。双亲中有一人患此病,子女发病率可高达6.9%。若母亲患病,其子发病率为19%,其女为7%;如父亲患病,则分别为5.5%和2.4%。经过研究指出幽门狭窄的遗传机制是多基因性,既非隐性遗传亦非伴性遗传,而是由一个显性基因和一个性修饰多因子构成的定向遗传基因。这种遗传倾向受一定的环境因素而起作用,如社会阶层、饮食种类、季节等。发病以春秋季为高,但其相关因素不明。常见于高体重的男婴,但与胎龄的长短无关。

(二)神经功能

从事幽门肠肌层神经丛研究的学者发现,神经节细胞直至生后2～4周才发育成熟。因此,许多学者认为神经节细胞发育不良是引起幽门肌肉肥厚的机制,否定了过去幽门神经节细胞变性导致病变的学说。但也有持不同意见者,其观察到幽门狭窄的神经节细胞数目减少不明显,但有神经节细胞分离、空化等改变,这些改变可能造成幽门肌肥厚。如神经节细胞发育不良是原因,则早产儿发病应多于足月儿,然而二者并无差异。近年研究认为,肽能神经的结构改变和功能不全可能是主要病因之一,通过免疫荧光技术观察到环肌中含脑啡肽和血管活性肠肽神经纤维数量明显减少,应用放射免疫法测定组织中P物质含量减少,由此推测这些肽类神经的变化与发病有关。

(三)胃肠激素

幽门狭窄患儿术前血清促胃液素升高曾被认为是发病原因之一,经反复试验,目前并不能推断是幽门狭窄的原因还是后果。近年研究发现,血清和胃液中前列腺素(PGS)浓度增高,由此提示发病机制是幽门肌层局部激素浓度增高使肌肉处于持续紧张状态,而致发病。亦有人对血清胆囊收缩素进行研究,结果无异常变化。近年来研究认为,一氧化氮合成酶的减少也与其病因相关。幽门环肌中还原性辅酶Ⅱ(NADPHd)阳性纤维消失或减少,NO合酶明显减少,致NO产生减少,使幽门括约肌失松弛,导致胃输出道梗阻。

(四)肌肉功能性肥厚

有学者通过细致观察,发现有些出生7～10天的婴儿将凝乳块强行通过狭窄幽门管的征象。由此认为这种机械性刺激可造成黏膜水肿增厚。另一方面也导致大脑皮质对内脏的功能失调,使幽门发生痉挛。两种因素促使幽门狭窄形成严重梗阻而出现症状。但亦有持否定意见,认为幽门痉挛首先应引起某些先期症状,如呕吐。而在某些呕吐发作很早进行手术的病例中却发现肿块已经形成,且肥厚的肌肉主要是环肌,这与痉挛引起幽门肌肉的功能性肥厚是不相符的。

(五)环境因素

发病率有明显的季节性高峰,以春秋季为主,在活检组织切片中发现神经节细胞周围有白细胞浸润。推测可能与病毒感染有关,但检测患儿及其母亲的血、粪和咽部均未能分离出柯萨奇病毒,检测血清抗体亦无变化,用柯萨奇病毒感染动物亦未见相关病理改变。

三、临床表现

症状出现于生后3～6周,亦有更早的,极少数发生在4个月之后。呕吐是主要症状,最初仅是回奶,接着为喷射性呕吐。开始时偶有呕吐,随着梗阻加重,几乎每次喂奶后都要呕吐。呕吐物为黏液或乳汁,在胃内滞留时间较长则吐出凝乳,不含胆汁。少数病例由于刺激性胃炎,呕吐物含有新鲜或变性的血液。有报道幽门狭窄病例在新生儿高胃酸期发生胃溃疡及大量呕血者,亦有报告发生十二指肠溃疡者。在呕吐之后婴儿仍有很强的觅食欲,如再喂奶仍能用力吸吮。未成熟儿的症状常不典型,喷射性呕吐并不显著。

随呕吐加剧,由于奶和水摄入不足,体重起初不增加,继之迅速下降,尿量明显减少,数天排便1次,量少且质硬,偶有排出棕绿色便,被称为饥饿性粪便。由于营养不良、脱水,婴儿明显消瘦,皮肤松弛有皱纹,皮下脂肪减少,精神抑郁呈苦恼面容。发病初期呕吐丧失大量胃酸,可引起碱中毒,呼吸变浅而慢,并可有喉痉挛及手足抽搐等症状,以后脱水严重,肾功能低下,酸性代谢产物滞留体内,部分碱性物质被中和,故很少有严重碱中毒者。如今,因就诊及时,严重营养不良的晚期病例已难以见到。

幽门狭窄伴有黄疸,发生率约 2%。多数以非结合胆红素升高为主。一旦外科手术解除幽门梗阻后,黄疸就很快消退。因此,这种黄疸最初被认为是幽门肿块压迫肝外胆管引起,现代研究认为是肝酶不足的关系。高位胃肠梗阻伴黄疸婴儿的肝葡萄糖醛酸转移酶活性降低,但其不足的确切原因尚不明确。有人认为酶的抑制与碱中毒有关,但失水和碱中毒在幽门梗阻伴黄疸的病例中并不很严重。热能供给不足亦是一种可能原因,与 Gilbert 综合征的黄疸病例相似,在供给足够热量后患儿胆红素能很快降至正常水平。一般术后 5～7 天黄疸自然消退,无须特殊治疗。

腹部检查时将患儿置于舒适体位,腹部充分暴露,在明亮光线下,喂糖水时进行观察,可见胃型及蠕动波。检查者位于婴儿左侧,手法必须轻柔,左手置于右胁缘下腹直肌外缘处,以示指和环指按压腹直肌,用中指指端轻轻向深部按摩,可触到橄榄形、光滑质硬的幽门肿块,1～2 cm 大小。在呕吐之后胃空瘪且腹肌暂时松弛时易于扪及。当腹肌不松弛或胃扩张明显时肿块可能扪不到,可先置胃管排空胃,再喂给糖水边吸吮边检查,要耐心反复检查,据经验多数病例均可扪到肿块。

实验室检查发现临床上有失水的婴儿,均有不同程度的低氯性碱中毒,血液 PCO_2 升高,pH 升高和低氯血症。必须认识到代谢性碱中毒时常伴有低钾现象,其机制尚不清楚。小量的钾随胃液丢失外,在碱中毒时钾离子向细胞内移动,引起细胞内高钾,而细胞外低钾,同时肾远曲小管上皮细胞排钾增多,从而造成血钾降低。

四、诊断

依据典型的临床表现,见到胃蠕动波、扪及幽门肿块和喷射性呕吐等 3 项主要征象,诊断即可确定。其中最可靠的诊断依据是触及幽门肿块。同时可进行超声检查或钡餐检查以助明确。

(一)超声检查

诊断标准包括反映幽门肿块的 3 项指标:幽门肌层厚度≥4 mm,幽门管长度≥18 mm,幽门管直径≥15 mm。有人提出以狭窄指数(幽门厚度×2÷幽门管直径×100%)＞50%作为诊断标准。超声下可注意观察幽门管的开闭和食物通过情况。

(二)钡餐检查

诊断的主要依据是幽门管腔增长（>1 cm）和管径狭窄（<0.2 cm），呈"线样征"。另可见胃扩张，胃蠕动增强，幽门口关闭呈"鸟喙状"，胃排空延迟等征象。有报道随访复查幽门环肌切开术后的病例，这种征象尚可持续数天，以后幽门管逐渐变短且宽，然而有部分病例不能恢复至正常状态。术前患儿钡餐检查后须经胃管洗出钡剂，用温盐水洗胃以免呕吐而发生吸入性肺炎。

五、鉴别诊断

婴儿呕吐有各种病因，应与下列各种疾病相鉴别，如喂养不当、全身性或局部性感染、肺炎和先天性心脏病、颅内压增加的中枢神经系统疾病、进展性肾脏疾病、感染性胃肠炎、各种肠梗阻、内分泌疾病及胃食管反流和食管裂孔疝等。

六、治疗

(一)外科治疗

采用幽门环肌切开术是最好的治疗方法，疗程短，效果好。术前必须经过24~48小时的准备，纠正脱水和电解质紊乱，补充钾盐。营养不良者给静脉营养，改善全身情况。手术是在幽门前上方无血管区切开浆膜及部分肌层，切口远端不超过十二指肠端，以免切破黏膜，近端则应超过胃端以确保疗效，然后以钝器向深层划开肌层，暴露黏膜，撑开切口至5 mm以上宽度，使黏膜自由膨出，局部压迫止血即可。目前采用脐环内弧形切口和腹腔镜完成此项手术已被广泛接受和采纳。患儿术后进食在翌晨开始为妥，先进糖水，由少到多，24小时渐进奶，2~3天加至足量。术后呕吐大多是饮食增加太快的结果，应减量后再逐渐增加。

长期随访报道患儿术后胃肠功能正常，溃疡病的发病率并不增加；而X线复查见成功的幽门肌切开术后有时显示狭窄幽门存在7~10年之久。

(二)内科治疗

内科疗法包括细心喂养的饮食疗法，每隔2~3小时1次饮食，定时温盐水洗胃，每次进食前15~30分钟服用阿托品类解痉剂等3方面结合进行治疗。这种疗法需要长期护理，住院2~3个月，很易遭受感染，效果进展甚慢且不可靠。目前美国、日本有少数学者主张采用内科治疗，尤其对不能耐受手术的特殊患儿，保守治疗相对更安全。近年提倡硫酸阿托品静脉注射疗法，部分病例有效。

第二节 消化性溃疡

消化性溃疡主要是指胃十二指肠的溃疡,是最常见的疾病之一。主要病变是黏膜的局限性组织缺损、炎症与坏死性病变,深达黏膜肌层。溃疡的形成有多种因素,但酸性胃液对黏膜的消化作用是溃疡形成的基本因素,故称为消化性溃疡。十二指肠溃疡占消化性溃疡的80%。最近30年来,国内外十二指肠溃疡的发病率和需要住院率逐步减少,但溃疡病的急性并发症,如穿孔、大出血、幽门梗阻,需入院急诊手术的病例并没有减少,因而外科治疗在溃疡病的治疗中仍有重要地位。

一、十二指肠溃疡

胃酸在十二指肠溃疡的发病机制中起重要的作用,早在1910年,Schwartz就提出"无酸就无溃疡"。此外,十二指肠黏膜防御机制减弱和幽门螺杆菌(Hp)也在十二指肠溃疡的发生发展中发挥重要作用。

典型的十二指肠溃疡发生在十二指肠第一部(95%),最常见在距幽门3 cm以内(90%),发生在前后壁机会均等,偶可见两者均有。十二指肠溃疡一般不发生恶变。未经治疗的十二指肠溃疡自然史为自发性愈合和复发交替,至少60%的愈合的十二指肠溃疡在1年内复发,80%~90%的在2年内复发。

(一)临床表现

1.症状

(1)节律性、周期性上腹疼痛,10%以上患者可无症状。

(2)春、秋季节多发,夏季和冬季缓解。

(3)一般发生在餐后90分钟至3小时之间,常可夜间痛醒,进食和服抗酸药后缓解。

(4)疼痛性质的改变提示可能产生并发症,如溃疡疼痛变成持续性,不再为食物或抗酸药缓解,或放射至背部,提示溃疡可能穿透。

2.体征

(1)常规体检一般无异常发现。

(2)急性溃疡发作期,可出现上腹部轻压痛。

(二)辅助检查

(1)上消化道内镜检查可见溃疡面。内镜检查是十二指肠溃疡诊断的最重要方法,不仅可做出十二指肠溃疡的诊断,亦可检查其他病变,如胃溃疡、十二指肠炎、胃炎或食管炎。

(2)上消化道钡餐检查典型可见龛影,可作为十二指肠溃疡初步诊断依据。钡餐检查亦可用作其他病变的鉴别诊断,如钡餐检查有龛影,一般不再做内镜检查。

(3)胃酸测定和血清促胃液素测定主要用于胃泌素瘤的排除。胃酸对十二指肠的诊断作用不大,但术前术后测定胃酸,对评估患者行迷走神经切断术后迷走神经是否完整切断有帮助。成功的迷走神经切断后单胺氧化酶下降70%。

(三)鉴别诊断

1.慢性胆囊炎

右上腹痛多为餐后发作,常向右肩和背部放射,可伴发热。多伴有厌油腻食物,超声检查多可确诊。

2.慢性胰腺炎

反复发作性腹痛,多在饭后或酗酒后发作,呈持续性,患者常采取变换体位来减轻疼痛。伴有消瘦和营养不良,晚期出现腹泻、糖尿病等症状。B超可见胰腺肿大,内部回声不均匀,胆管、胰管扩张等,CT检查可见胰腺不规则,内有钙化灶及结石表现。

3.功能性消化不良

症状无特异性。其X线检查是正常的。

4.胃泌素瘤

来源于胰腺G细胞的肿瘤,肿瘤往往<1 cm,生长缓慢,大量分泌促胃液素,刺激壁细胞增生,分泌大量胃酸,导致胃、十二指肠壶腹部和不典型部位发生多发性溃疡。多发生于不典型部位,具有难治性特点,高胃酸分泌,空腹血清促胃液素>200 pg/mL。

(四)治疗

治疗目的:疼痛缓解、促进溃疡愈合、防止复发、减少并发症。

1.非手术治疗

(1)避免致溃疡因素:烟草、刺激性调味品、精神过度紧张等,鼓励正常有规律的一日三餐。

（2）降低胃酸药物：包括抗酸药如氢氧化铝、组胺 H_2 受体阻滞剂如西咪替丁、质子泵抑制剂（PPI）如奥美拉唑，其中，质子泵抑制剂是目前最强有力的胃酸抑制剂。

（3）胃黏膜保护药物：硫糖铝、枸橼酸铋钾等。

（4）根治幽门螺杆菌方案：一般采用三联方案及两种抗生素合并胶态次枸橼酸铋，或抗分泌药，推荐方案：PPI（标准剂量）＋阿莫西林（1.0 g）＋克拉霉素（0.5 g），一天 2 次，共 7 天。

2.手术治疗

（1）适应证。①合并有穿孔、出血、梗阻的十二指肠溃疡患者。②无并发症的十二指肠溃疡出现以下情况者：穿透性溃疡、复合溃疡、球后溃疡患者；难治性溃疡，经严格的内科治疗，仍发作频繁，影响生活质量者；有穿孔或出血病史者，溃疡复发。

（2）手术禁忌证：①单纯性溃疡无严重并发症者；②年龄在 30 岁以下或 60 岁以上又无绝对适应证；③患者有严重的内科疾病，致手术有严重的危险者。

（3）经典手术方式：①胃大部切除术；②胃迷走神经切断术。

（4）微创手术：腹腔镜下迷走神经切断术具有创伤小、疼痛轻微、住院时间短等优点，而腹腔镜胃大部切除术、胃空肠吻合术经实践证明安全可行。

（5）术后恢复：①术后继续给予抑酸治疗；②术后饮食由流质饮食向半流质、软食、普食过渡。

二、胃溃疡

胃溃疡患者平均胃酸分泌量通常低于健康人，胃排空延缓、十二指肠液反流是导致胃黏膜屏障破坏形成溃疡的重要原因。幽门螺杆菌（Hp）感染和非甾体抗炎药（NSAIDs）是影响胃黏膜防御机制的外源性因素。根据溃疡位置可分为 4 型。①Ⅰ 型：最常见，占 57%，位于小弯侧胃切迹附近，发生在胃窦和胃体黏膜交界处临床症状不典型，胃酸分泌正常或偏低。②Ⅱ 型：复合溃疡，占 22%，呈高胃酸分泌。内科治疗往往无效，易合并出血，常需手术治疗。③Ⅲ 型：占 20%，幽门管溃疡或距幽门 2 cm 以内的胃溃疡，临床症状与十二指肠溃疡相似，常呈高胃酸分泌。内科治疗容易复发。④Ⅳ 型：高位溃疡，多位于胃近端，距食管胃连接处 4 cm 以内，较少见。患者多为 O 型血，常为穿透性溃疡，易并发出血和穿孔，梗阻少见。

（一）临床表现

胃溃疡发病年龄多为 40～59 岁，较十二指肠溃疡晚了 15～20 年。腹痛节律性不如十二指肠溃疡明显,进食加重,且发生在进餐后 0.5～1.0 小时,进食不能缓解。疼痛性质多为内部疼痛,常有恶心、呕吐。体检通常是正常的,发作或穿透性溃疡上腹部剑突下或稍偏左侧可有压痛。

(二)辅助检查

1.上消化道内镜检查

内镜检查可正确评估溃疡的范围和程度,胃溃疡有一定的恶性可能,因此所有胃溃疡必须做活检,胃窦和胃体黏膜活检用尿素酶试验或组织学检查评估幽门螺杆菌(Hp)感染。

2.钡餐检查

良性胃溃疡的 X 线特征包括突出胃轮廓外的龛影,放射形黏膜皱襞至溃疡边缘,周围黏膜完整,无充盈缺损。

(三)鉴别诊断

1.胃癌

癌性溃疡常较大(直径＞2.5 cm),边缘隆起不规则,呈"火山口"样,溃疡底部不平整、质硬、污秽。必要时多次活检以排除恶性胃溃疡。

2.功能性疾病

不完全的食管裂孔、萎缩性胃炎、肠易激综合征等功能性疾病的非特异的症状常与胃溃疡的症状混淆。相应的放射学检查或胃镜检查是鉴别的必要手段。

(四)治疗

1.非手术治疗

主要应用组胺 H_2 受体阻滞剂和质子泵抑制剂治疗,溃疡的愈合更重要的是依靠治疗的持续时间,而不是抑酸剂的程度。质子泵抑制剂是针对难治性溃疡最有效的制剂。治疗 6～8 周检查无充分愈合的证据,须重做活检,即使是恶性胃溃疡也可能暂时愈合,若第 3 次复发或怀疑为恶性肿瘤,是手术指征。

2.手术治疗

良性溃疡选择性手术的两个主要目的是切除溃疡灶及受损的黏膜组织和减少胃酸和蛋白酶的分泌,其次是减少胆汁反流和胃潴留。

(1)手术适应证:①经严格的内科治疗 4～6 周,溃疡未愈合或愈合后又复发者。②年龄在 45 岁以上的患者。③巨大溃疡(＞3 cm),穿透性溃疡或高位溃疡者。④出现出血、穿孔、梗阻等并发症或可疑恶性肿瘤。

由于胃溃疡有一定的恶性可能,因此手术指征可适当放宽。

（2）经典手术方式。①胃大部切除术：Billroth Ⅰ式胃切除术是 Ⅰ 型和 Ⅲ 型胃溃疡最常用的式式，因这类胃溃疡大多数十二指肠正常，易于 Billroth Ⅰ 式重建，而术后并发症较 Billroth Ⅱ式胃切除为少。②高位溃疡可行溃疡局部切除加远端的胃部分切除术，也可行局部切除加近段选择性迷走神经切断术。③复合溃疡，手术方式同十二指肠溃疡。

三、术后并发症

（一）术后梗阻

1.吻合口梗阻

一般胃切除患者在术后 3～6 天可开始耐受口服进食，若食后引起腹胀、呕吐，可继续给予禁食、胃肠减压、肠外营养等治疗措施，最早可在术后第 7 天进行钡餐检查，早期吻合口梗阻的主要原因为吻合口水肿，通过保守治疗可缓解，若梗阻继续延长，不能解除，则考虑为手术方式不当，需再次手术。

2.输入襻梗阻

输入襻梗阻一般是由于胃空肠吻合时输入襻过长，粘连、扭曲、内疝等形成梗阻。输入襻梗阻为闭襻性梗阻，胆汁和胰液潴积导致肠内压增高，急性完全性梗阻时患者突发上腹部剧烈疼痛，呕吐频繁，呕吐物不含胆汁，查体上腹部压痛，偶可扪及包块，上消化道造影或 CT 有助于明确诊断。诊断明确或高度可疑时应及时手术，手术根据梗阻原因选择术式，如扭转复位，肠段坏死切除等。

当输入襻黏膜内翻过多、输入襻过短或过长、输入襻粘连成角时可发生慢性不全性梗阻，患者间歇性大量呕吐胆汁，多于餐后不久出现，呕吐前出现腹痛，早期考虑为吻合口处黏膜水肿，应予禁食、胃肠减压、肠外营养等保守治疗，持续不缓解时可行上消化道造影或 CT 予以诊断。

3.输出襻梗阻

输出襻梗阻与输出襻肠段粘连、大网膜水肿或横结肠系膜压迫有关，主要表现为腹痛、腹胀、恶心、呕吐，呕吐物含胆汁和食物，呕吐后腹胀缓解。上消化道造影可提示输出襻梗阻。经保守治疗如禁食、胃肠减压、肠外营养等无效后可考虑手术进行吻合口重建。

（二）术后胃出血

（1）术后胃管引流出的暗红色或咖啡色液体通常在 24 小时终止，极少引起明显循环容量减少，若术后引流新鲜血液，24 小时后仍未停止，则为术后出血，术后 2～3 天内发生严重和持续的出血必须考虑再次手术，可在吻合口上方几厘米的胃壁另做一横切口,清除积血,予以止血。

(2)若术后5～6天发生出血,见于吻合口黏膜坏死、脱落,可在内镜下检查止血或再次手术。

(三)瘘

1.吻合口瘘

多见于患者一般情况较差、缝合方式不当、组织血供不足的情况下,患者可发生发热、腹痛、腹膜炎的表现,若症状较轻,可先予充分引流,禁食、胃肠减压,肠外营养,抗感染、抑酸、抑制胰酶等保守治疗,感染情况及腹膜炎持续进展时需及时手术治疗。

2.十二指肠残端瘘

十二指肠残端瘘为 Billroth Ⅱ 式胃切除严重并发症,多发生于十二指肠球部周围广泛炎症、血供不足或患者营养状态不良的情况下。患者可于术后2～5天突发右上腹剧痛,有腹膜炎体征,体温、白细胞计数升高,可发生休克。病变局限、腹膜炎较轻的情况下可行穿刺引流,加强营养保守治疗。若腹膜炎明显,发生脓毒血症等严重并发症需及时手术治疗。

手术一般均需残端造瘘,并放置引流管及空肠饲养管,术后持续抗生素治疗,控制脓毒血症,应用生长抑素或其类似物减少漏出量。

(四)功能性胃排空障碍

发病原因不明,通常出现于术后最初两周,常在流质饮食改为半流质时发生,表现为上腹饱胀、呕吐,呕吐物为含胆汁的胃液,肠鸣音减弱。胃管引流量＞800 mL/d。无明显水电解质和酸碱平衡紊乱,造影可见胃无张力,稍扩大,造影剂滞留于胃内24小时以上,无机械性梗阻。可给予胃肠减压,静脉营养支持,多数患者可在3～4周后缓解。

(五)溃疡复发

复发原因多为迷走神经切除不完全或胃窦切除不够,大多数复发性溃疡可通过药物治疗获得理想的效果。反复复发的溃疡提示有胃泌素瘤或胃排空障碍。

(六)倾倒综合征

主要由于胃容积缩小和幽门括约肌功能丧失,食物过快由胃进入肠道所致的一系列症状,表现为胃肠道症状,如上腹胀满、恶心、腹部绞痛、腹泻等,神经循环系统如心慌、出汗、眩晕、无力等。

此类患者应以高蛋白、高脂肪、低糖食物为宜,避免过甜、过咸、过浓饮食和乳制品,固体食物较流质食物为好,少食多餐,应用抗组胺药、抗胆碱药、抗痉挛药和镇静药。

预防倾倒综合征主要是术中避免残胃过小和吻合口过大。

(七)碱性反流性胃炎

碱性反流性胃炎多见于 Billroth Ⅱ 式吻合术后,由于丧失了幽门括约肌,导致胆汁反流入胃,少数患者表现为上腹或胸骨后持续性烧灼痛,伴恶心、呕吐,进食后加重,胃镜可见胆汁反流入胃,胃黏膜充血、水肿、易出血,轻度糜烂。

诊断应排除其他上腹部疾病,尤其胃排空障碍。治疗方法为手术将 Billroth Ⅱ 式吻合改为 Roux-en-Y 胃空肠吻合,同时行胃迷走神经切断术。

(八)吻合口空肠溃疡

吻合口空肠溃疡多发于胃空肠吻合口对侧的空肠壁上,为胃酸作用于空肠黏膜所致,多见于以下情况。

(1)胃切除范围不够。

(2)胃窦部黏膜残留。

(3)空肠输入袢过长。

(4)空肠输入输出袢侧-侧吻合。

(5)胃迷走神经切断不完全。

(6)胃泌素瘤患者表现为腹痛,常合并出血或慢性穿孔。针对此并发症可采用制酸治疗,如穿孔形成腹腔脓肿或内瘘则需手术治疗。

(九)残胃癌

残胃癌是指因良性疾病行部分胃切除术后 5 年以上残胃内发生的癌。多发生在 Billroth Ⅱ 式胃大部切除术后,与胃酸降低,胆汁反流有关。

四、胃十二指肠溃疡并发症的治疗

胃十二指肠溃疡的并发症包括穿孔、出血或幽门梗阻。这些并发症可发生于十二指肠溃疡或胃溃疡,幽门梗阻并发于十二指肠溃疡较多,而恶性肿瘤引起的幽门梗阻,则几乎全部发生于胃溃疡。

(一)溃疡急性穿孔

溃疡处于活动期时,其基底部组织发生坏死,在过度劳累、暴饮暴食、应用 NSAIDs 或免疫抑制剂等情况下,可能诱使溃疡突然穿破浆膜层,成为急性穿孔,引起腹膜炎。穿孔以急性穿孔最常见,十二指肠穿孔较胃溃疡穿孔多见,约占溃疡急性穿孔的90%,穿孔部位以十二指肠球部前壁最常见,相比之下,胃溃疡穿孔可发生在前壁或后壁。

1.临床表现

(1)症状:①多年的溃疡病史,穿孔前溃疡病症状加重。②突发上腹部刀割样剧痛,迅速波及全腹,惧怕翻身及深呼吸,可放射至肩部。③可有恶心、呕吐等上消化道症状。④少数伴休克症状。

(2)体征:①急性病容,焦急、出汗、呼吸变浅,心搏加快,可发热。②腹膜刺激征,腹壁板样强直,肠鸣音减弱或消失,腹式呼吸减弱,肝浊音界可消失。③少数患者如幼儿或老人、免疫抑制、四肢瘫痪或昏迷的患者,可不出现典型征象。

2.辅助检查

(1)立位腹平片:可见膈下游离气体。诊断可疑,应从鼻胃管向胃内注入400 mL气体后重复拍片,如未发现膈下游离气体也不能排除诊断。

(2)上消化道造影:应用钡剂较水溶性对比剂可靠,也没有增加感染或难以排出的情况。

(3)诊断性腹腔穿刺:腹腔穿刺见胆汁或食物残渣,诊断更加确定。

(4)实验室检查:包括血常规、血清电解质和淀粉酶,常有白细胞升高和核左移,血清淀粉酶一般是正常的,可少量升高。穿孔时间较长需检查肾功能、血清肌酐、动脉血气分析,监测酸碱平衡状况。

3.鉴别诊断

(1)急性阑尾炎或急性乙状结肠憩室炎:穿孔后溢出胃液向下流向结肠旁沟,在右侧似急性阑尾炎,在左侧似急性乙状结肠憩室炎。急性阑尾炎或急性乙状结肠憩室炎一般体征较局限,无腹壁板样强直,X线检查无膈下游离气体。

(2)急性胆囊炎:穿孔后胃液积聚在胆囊和十二指肠附近,类似急性胆囊炎的胆囊穿孔。胆囊炎表现为右上腹绞痛或持续性疼痛伴阵发性加剧,向右肩放射,体检可触及肿大的胆囊,Murphy征阳性,坏疽穿孔会出现弥漫性腹膜炎,但不会出现膈下游离气体,B超提示胆囊炎或胆囊结石。

(3)急性胰腺炎:临床表现与溃疡急性穿孔十分相似,但腹痛有由轻转重的过程,肌紧张较轻。血、尿淀粉酶和腹腔穿刺液淀粉酶明显升高,X线检查无膈下游离气体,CT、B超提示胰腺肿胀。

4.治疗

(1)非手术治疗:适用于全身情况好,症状体征较轻的空腹穿孔,判断穿孔较小,腹膜炎已局限者,或经水溶性造影剂证实穿孔已封闭者。

治疗包括禁食、水,胃肠减压,静脉补液,恢复血容量,留置导尿管以观察尿量,静脉应用抗生素,通常用广谱头孢菌素,静脉输注 PPI 等制酸药物。这些患者易发生膈下或肝下脓肿,可用经皮穿刺导管引流治疗。

(2)手术治疗:适应证如下。①凡不适合予非手术治疗的急性穿孔病例,如症状重、腹痛剧烈、饱腹穿孔等。②经非手术治疗 6~8 小时后病情仍继续加重者。术前准备有禁食、胃肠减压;纠正血流动力学紊乱;抗生素治疗。

(3)手术方式。①单纯修补术:操作简便易行,手术时间短,风险小,但是远期效果差,5 年复发率高。②胃大部切除术:在患者的具体情况、手术条件和手术者的经验都满足的情况下,可行胃大部切除术,既解决了穿孔问题,又解决了溃疡病的治疗问题。首先考虑保障患者的生命安全,一般认为患者的一般情况良好,有幽门梗阻或出血史,穿孔在 12 小时以内,腹腔污染较轻时,可行胃大部切除术。③单纯修补+高选择性迷走神经切除术:主要用于十二指肠溃疡穿孔,可降低溃疡复发率和再次手术率,但不适合穿孔时间>24 小时或腹腔明显污染者。

(4)术后恢复:①持续胃肠减压;②术后给予 H_2 受体阻滞剂或 PPI。

(二)溃疡急性出血

胃十二指肠溃疡患者溃疡基底的血管被侵蚀而导致破裂出血,引起患者大量呕血、黑便,导致红细胞、血红蛋白明显下降、脉率加快,血压下降,出现休克或休克前期症状,称为溃疡大出血。十二指肠溃疡患者出血较胃溃疡出血常见,估计消化性溃疡出血患者约占全部上消化道出血住院患者的 50%。

1.临床表现

(1)症状:①患者多有典型溃疡病史,近期可有服用 NSAIDs 或皮质类固醇药物。②主要症状是呕血和解柏油样黑便,具体取决于出血的量和速度。③短期内失血超过 800 mL,可出现休克症状。

(2)体征:①腹部体征不明显,可有腹胀,上腹部轻压痛,肠鸣音亢进等。②出现休克时可有四肢湿冷、面色苍白、脉搏细速、呼吸急促、血压下降。

2.辅助检查

(1)急诊胃镜检查:可迅速明确出血部位和病因,24 小时内胃镜阳性率可达70%~80%。检查见活动性出血也可尝试在内镜下凝血治疗。

(2)选择性腹腔动脉或肠系膜上动脉造影。用于血流动力学稳定的活动性出血患者,如出血量少或已停止,可能结果阴性。如明确出血点可采取栓塞等介入治疗。

(3)实验室检查:红细胞、血红蛋白降低。

3.鉴别诊断

(1)食管-胃底静脉曲张破裂出血:出血量更大,一次出血常达 500～1 000 mL,常可引起休克,主要表现是呕血,单纯便血较少。

(2)出血性胃炎:患者多有酗酒、服用 NSAIDs 药物或肾上腺皮质激素药物史、休克、烧伤等应激后,胃镜下见表浅的多发胃黏膜糜烂,部分病例仅见弥漫性渗血。

(3)胃癌出血:癌组织中心缺血坏死,侵蚀血管出血,常引起黑便。

(4)胆道出血:常有胆道感染、肝外伤等病史,出血量不大,每次为 200～300 mL,典型患者出现胆道出血三联征,为胆绞痛、梗阻性黄疸、消化道出血。

4.治疗

(1)非手术治疗:对于出血量相对少、生命体征可控制平稳或非持续性出血的患者可先试行非手术治疗。①卧床休息,吸氧,建立静脉通道,监测生命体征。②快速滴注平衡盐溶液,根据血压、脉搏、尿量和周围循环状况判断失血量,无心脏病病史者收缩压降至 9.3～12.0 kPa(70～90 mmHg),提示失血显著,达全身 25%总血容量范围,出血量大时输注浓缩红细胞。休克患者用中心静脉导管监测血流动力学。

(2)手术治疗。①适应证:持续出血 48 小时;出血速度快,血流动力学不稳定或短时间内(6～8 小时)需要输血>4 个单位;年龄>60 岁,有冠状动脉硬化症者;内镜止血失败或再出血风险较大;近期复发出血或合并其他并发症;血管造影栓塞无法止血或栓塞后再次大出血。②术前准备:禁食、胃肠减压;积极液体复苏,力争在血流动力学稳定的情况下进行手术;充分备血;应用 H$_2$ 受体阻滞剂或质子泵抑制剂。③手术方式:胃溃疡,连同溃疡切除远端胃,根据切除范围行 Billroth Ⅰ 式吻合或 Billroth Ⅱ 式吻合;溃疡切除,缝合胃切口,迷走神经切断合并幽门成形术;Ⅳ 型溃疡可选用胃远端和小弯侧舌形连同溃疡一并切除,行 Roux-en-Y 吻合。十二指肠溃疡出血,溃疡缝合止血并迷走神经干切断是最简单有效的手术;旷置溃疡的 Billroth Ⅱ 式胃大部切除术。④术后康复:术后继续禁食、胃肠减压;根据情况继续补液、营养支持,必要时输血治疗;静脉应用抑酸药物。

(三)瘢痕性幽门梗阻

慢性十二指肠溃疡或幽门管溃疡引起幽门部或十二指肠球部狭窄、变形,或合并周围水肿时引起狭窄者称瘢痕性幽门梗阻。

1.病史与体格检查

(1)病史:①大多数有多年的胃、十二指肠溃疡史;②进行性上腹饱胀(食后)、呕吐,呕吐多发生在餐后 30～60 分钟,以下午和夜间多见,呕吐物含大量宿食,不含胆汁,呕吐后症状缓解;③患者体重减轻,甚至极度消瘦。

(2)体格检查:①患者有不同程度的消瘦、失水;②上腹部可见胃型及蠕动波,可闻及上腹振水音;③胃肠减压出大量胃内潴留物,每天减压量大;④盐水负荷试验。通过鼻胃管将 700 mL 盐水在 3～5 分钟注入胃内,关闭胃管,30 分钟后回抽盐水,超过 350 mL 说明有梗阻。

2.辅助检查

(1)内镜检查:可见胃扩张含大量液体,幽门狭窄不规则,不能通过胃镜进入十二指肠。需做活检以排除恶性肿瘤。

(2)上消化道造影:可见扩大和无张力的胃,如少量造影剂进入十二指肠可见变形和瘢痕的外部,24 小时后造影剂仍有存留提示瘢痕性幽门梗阻。

(3)实验室检查:患者可有贫血、持续性呕吐引起的代谢性碱中毒伴脱水,血清电解质测定显示低钾、低氯和碳酸氢盐升高。

3.鉴别诊断

(1)痉挛水肿性幽门梗阻:呕吐为间歇性,经胃肠减压及抑酸治疗后可缓解,胃镜未见明显瘢痕形成。

(2)胃窦部肿瘤引起的梗阻:胃镜活检及钡餐可明确诊断。

(3)十二指肠肿瘤或胰头癌压迫引起上消化道梗阻:十二指肠球部以下梗阻,呕吐物含胆汁,根据 X 线、胃镜可鉴别。

4.治疗

(1)非手术治疗:①建立鼻胃管吸引;②纠正血容量和水电解质及代谢紊乱,肠外营养纠正营养状态;③抑酸治疗。

(2)手术治疗:瘢痕性梗阻是外科手术的绝对适应证。

1)术前准备:①完善相关检查;②鼻胃管减压 5～7 天,温盐水洗胃 1～2 天;③纠正水、电解质和代谢紊乱,恢复正氮平衡;④预防性使用抗生素;⑤给予 H_2 受体阻滞剂或质子泵抑制剂。

2)手术方式:①远端胃切除术;②胃窦切除加迷走神经切断;③迷走神经切断并引流术。

3)术后恢复:①继续加强营养支持;②给予 H_2 受体阻滞剂或质子泵抑制剂。

第三节 胃 扭 转

胃扭转是指胃正常位置的固定机制障碍或胃邻近器官病变使胃移动,导致胃沿不同轴向发生部分或全部的异常旋转。1866 年由 Berti 等首次报道。胃扭转少见,诊断不易,常延误治疗。其急性型发展迅速,病死率高;而慢性型的症状多不典型,亦不易早期发现。

一、病因

胃扭转的发生与其解剖及病理性改变关系密切,胃主要由食管下端和幽门上下固定,其形态由胃肝、胃十二指肠、胃脾、胃膈韧带所维持。新生儿胃扭转是一种先天性畸形,可能与小肠旋转不良有关,使胃脾韧带或胃结肠韧带松弛而致胃固定不良。多数可随婴儿生长发育而自行矫正。

成人胃扭转多存在解剖学因素。较大的食管裂孔疝、膈疝、膈膨出及十二指肠降段外侧腹膜过度松弛使食管裂孔处的食管下端和幽门部不易固定。此外,胃下垂和胃大、小弯侧的韧带松弛或过长等都是胃扭转发病的解剖学因素。

暴饮暴食、剧烈呕吐、急性结肠胀气、急性胃扩张和胃逆蠕动等是导致急性型胃扭转的诱因。胃周围的炎症和粘连可使胃壁固定于不正常位置而出现扭转,是慢性型胃扭转出现的诱因。

二、分型

(一)按发病的缓急及临床表现分型

分为急性和慢性两型。

(1)急性胃扭转常有急腹症表现。

(2)慢性胃扭转病程较长,症状不典型且反复发作。

(二)根据胃扭转的范围分型

分为胃全部扭转和部分扭转。

(1)胃全部扭转是指除与横膈相贴的胃底部分外整个胃向前向上的扭转。由于胃贲门部相对固定,胃全部扭转多不超过 180°。

(2)部分胃扭转是指胃的一部分发生扭转,通常是胃幽门部,偶可扭转 360°。

(三)按扭转的轴心胃扭转分型

分为器官轴扭转型、系膜轴扭转型和混合型。

1.器官轴扭转型

器官轴扭转型是最常见类型。胃体沿贲门幽门连线的轴心(纵轴)发生扭转。多数是沿顺时针向前扭转,即胃大弯向上向前扭转,使其旋转至胃小弯上方,但偶尔也有相反方向的向后扭转。贲门和胃底部的位置基本上无变化,多为慢性胃扭转。

2.系膜轴扭转型

胃随着胃大、小弯中点连线的轴心(横轴)发生旋转。多数是幽门沿顺时针方向向上向前向左旋转,有时幽门可至贲门水平。少数情况下,胃底部沿逆时针方向向下向右旋转。胃系膜轴扭转可造成严重血运障碍,常需紧急手术。

3.混合型

兼有上述两型不同程度的扭转。

三、临床表现

急性胃扭转起病较突然,发展迅速,多有急腹症临床表现,可分为上腹部(膈下型)或左胸部(膈上型)疼痛。膈下型胃扭转患者上腹部显著膨胀而下腹部保持平坦;膈上型胃扭转患者常出现左胸部症状而上腹部无异常。胸痛可放射至臂部、颈部并伴随呼吸困难,故常被误诊为心肌梗死。如扭转程度完全,梗阻部位在胃近端,则表现为 Brochardt 三联征:上腹局限性膨胀、干呕和胃管不能置入。如扭转程度较轻,则临床表现不典型。

慢性胃扭转多为不完全性质,若无梗阻,可无明显症状,偶在胃镜、胃肠钡餐检查或腹部手术而被发现。或表现为类似溃疡病或慢性胆囊炎等病变。如腹胀、恶心、呕吐,进食后加重,服用制酸剂,症状不能缓解,以间断发作为特征。部分患者因贲门扭转狭窄出现吞咽困难,或因扭转部位黏膜损伤出现呕血及黑便等。

四、辅助检查

(一)上消化道内镜检查

胃镜进镜受阻,胃腔正常形态消失,多有黏膜扭曲、充血水肿、胃液潴留、幽门水肿、胃角变形等表现。

(二)腹部 X 线检查

胃肠钡餐检查具有重要意义。

（1）器官轴扭转型的 X 线下可见 2 个胃泡，球部位于幽门右下方，胃大弯上翻，构成胃顶缘，胃小弯向下呈凹面向下的弧形，呈斜置的"大虾状"。

（2）系膜轴扭转型的 X 线表现为胃内见 2 个液平面，胃窦翻至左上方，幽门及十二指肠球部向右下倾斜，整个胃呈"蜷曲状"，胃黏膜呈十字交叉。

（3）混合型扭转：兼上述两类型不同程度表现。

五、诊断

急性胃扭转依据 Brochardt 三联征和 X 线钡剂造影可诊断。慢性胃扭转可依据临床表现、胃镜和 X 线钡剂造影诊断。

六、治疗

急性胃扭转必须施行手术治疗，否则胃壁血液循环受到障碍而发生坏死。急性胃扭转患者病情重，多伴有休克、电解质紊乱或酸碱平衡失调，应及时纠正上述病理生理改变的同时尽早手术；如能成功置入胃管，则可待急性症状缓解和进一步检查后再行手术治疗。

在剖开腹腔时首先看到的大都是横结肠系膜及后面绷紧的胃后壁。由于解剖关系的紊乱及膨胀的胃壁，外科医师常不易认清病变情况。此时宜通过胃壁穿刺将胃内积气和积液抽尽，缝合穿刺处，再行探查。在胃体复位后，根据所发现的病理变化，如膈疝、食管裂孔疝、肿瘤、粘连带等，行切除或修补等处理。如未能找到有关的病因和病理机制者可行胃固定术，通常是将脾下极至胃幽门处的胃结肠韧带及胃脾韧带致密地缝到前腹壁腹膜上，以防扭转再次发生。近年有报道对不适宜手术的患者行经皮内镜导引下置入胃造瘘管，待胃与腹前壁粘连完全后再予拔除。慢性胃扭转多数可经透视或胃镜下复位可治愈，保守治疗无法复位者可行手术治疗。近年来有报道应用腹腔镜技术行胃固定术治疗胃扭转取得了良好的效果。

第四节　胃十二指肠良性病变

随着内镜技术的发展和人们多健康的日益重视，胃十二指肠良性病变并不少见，传统上称为息肉，其中胃良性肿瘤占胃肿瘤的 1%～5%，而十二指肠良性肿瘤占所有小肠肿瘤的 9.9%～29.8%。息肉按 Morson 的组织学分类为基础，将息肉分成肿瘤性、错构瘤性、炎症性和增生性四类。根据息肉有蒂与否,分为无蒂、亚蒂和有蒂息肉,根据息肉的数目分为单发性和多发性息肉。

其组织来源分为两类:来自黏膜的上皮组织,包括息肉及腺瘤;来自胃肠壁的间叶组织,统称为间质肿瘤,大多来源于平滑肌、脂肪、纤维、神经及血管等,临床上以息肉和来源于平滑肌的肿瘤比较多见,约占全部胃十二指肠肿瘤的40%。本节主要介绍胃十二指肠息肉及其处理方法。

胃十二指肠息肉是一种来源于胃十二指肠黏膜上皮组织的良性肿瘤,发病率占所有良性病变的 5% 以上。

一、病理

根据息肉的组织发生、病理组织形态、恶性趋势可分为腺瘤性息肉、增生型息肉和炎性纤维样息肉等。

(一)腺瘤性息肉

腺瘤性息肉为真性肿瘤,发病率占息肉的 3%～13%,多见于 40 岁以上男性,60% 为单发性,外形常呈球形,部分有蒂或亚蒂,广基无蒂者可占 63%,胃腺瘤直径通常在 1.0～1.5 cm,部分可增大到 4 cm 以上,胃窦部多见,腺瘤表面光滑或呈颗粒状,甚至分叶状、桑葚状,色泽可充血变红,位于贲门、幽门区者经常形成糜烂或浅溃疡,息肉之间的黏膜呈现正常。若整个黏膜的腺体普遍肥大,使黏膜皱襞消失而呈现一片肥厚粗糙状,并伴多发性息肉者,称为胃息肉病。

腺瘤虽属良性,但腺上皮有不同程度的异常增生,重度者与早期癌不易鉴别,故称其为交界性病变。依据病理形态可分为管状腺瘤和乳头状腺瘤(或绒毛状腺瘤),前者是由被固有层包绕分支的腺管形成,腺管排列一般较规则,偶见腺体扩张成囊状,腺体被覆单层柱状上皮,细胞排列紧密;后者是由带刷状缘的高柱状上皮细胞被覆分支状含血管的结缔组织索芯组成,构成手指样突起的绒毛,有根与固有层相连。该两型结构可存在于同一息肉内(绒毛管状或乳头管状腺瘤),伴有不同程度异形增生是癌变的先兆。同一腺瘤内亦可发生原位癌乃至浸润癌的变化。息肉性腺瘤的癌变率不一,管状腺瘤的癌变率约为 10%,乳头状腺瘤癌变率则可高达 50%～70%。息肉直径＞2 cm,息肉表面出现结节、溃疡甚或呈菜花状,息肉较周围黏膜苍白,息肉蒂部宽广,周围黏膜增厚,则常是恶性的征象。

(二)增生性息肉

增生性息肉较常见,约占胃良性息肉的 90%。多为单发,无蒂或有蒂,表面光滑,色泽正常或稍红,突出黏膜表面,其表面是分泌黏液的柱状细胞,基质丰富。息肉直径通常<1 cm。常见于胃窦部,是慢性炎症引起黏膜过度增生的结果,该息肉是由增生的胃小凹上皮及固有腺组成,偶可观察到有丝分裂象和细胞的异形增生。间质以慢性炎症性改变为其特点,并含有起源于黏膜肌层的纤维肌肉组织条带,常见于萎缩性胃炎、恶性贫血及胃黏膜上皮化生患者,其中90%患者胃酸缺乏。增生性息肉的癌变率很低(<5%),极少部分癌变通过腺瘤样增生或继发性肠化生、异形增生发展而来。随访发现部分增生性息肉患者胃内除息肉外同时存在浸润癌,发生率约为2.3%,应值得注意。

(三)炎性纤维样息肉

炎性纤维样息肉可能是一种局限形式的嗜酸性胃炎,可为单发或多发,无蒂或蒂很短,也好发于胃窦部。病变突向胃腔,组织学所见为纤维组织、薄壁的血管,以及嗜酸性粒细胞、淋巴细胞、组织细胞和浆细胞的黏膜下浸润。其发病机制仍不清楚,可能是一炎性病变的过程。

二、临床表现

大多数胃十二指肠息肉患者无明显临床症状,往往是在X线钡餐检查、胃镜检查或手术尸检标本中偶然发现。息肉生长较大时可出现上腹不适、疼痛、恶心、呕吐,若息肉表面糜烂、出血,可引起呕血和黑便。疼痛多发生于上腹部,为钝痛,无规律性与特征性。位于贲门附近的胃息肉偶可出现咽下困难症状,位于幽门区或十二指肠的较大腺瘤性息肉可有较长的蒂,可滑入幽门口,表现为发作性幽门痉挛或幽门梗阻现象。如滑入后发生充血、水肿、不能自行复位,甚至出现套叠时,部分胃壁可发生绞窄、坏死甚或穿孔,发生继发性腹膜炎。位于Vater壶腹部肿瘤,可压迫胆道,出现梗阻性黄疸。部分腺瘤性息肉患者往往有慢性胃炎或恶性贫血的表现。大多数患者体格检查无阳性体征。

三、诊断

胃息肉因症状隐匿,临床诊断较为困难。约25%的患者大便潜血试验阳性。大多数息肉可由X线诊断,显示为圆形半透明的充盈缺损,如息肉有蒂时,此充盈缺损的阴影可以移动。无论是腺瘤性息肉还是增生性息肉,胃镜下的活组织检查是判定息肉性质和类型的最常用诊断方法。如息肉表面粗糙,有黏液、渗血或溃疡,提示有继发性炎症或恶变。对于小的息肉,内镜下息肉切除并回收全部息肉送检病理诊断最可靠;对较大的息肉,细胞刷检对判断其良恶性可能亦会有些帮助。较大的胃息肉多是肿瘤样病变,钳夹活检可作为最基本的诊断方法,依据组织学结果决定进一步诊疗方法。有些腺瘤性息肉恶变早期病灶小、浅,很少浸润,而胃镜下取材有局限性,不能反映全部息肉状态而易漏诊。所以对胃息肉患者,即使病理活检是增生性息肉或腺瘤性息肉,均需要在内镜下切除治疗。对于大息肉,镜下切除有困难者需手术治疗。胃息肉患者应行全消化道检查,以排除其他部位息肉的存在,因此类息肉患者更常见伴发结直肠腺瘤。

四、治疗

内镜下切除息肉是治疗胃息肉的首选方法。随着内镜技术及超声内镜的发展和广泛应用,镜下采用 EMR、ESD 技术处理胃十二指肠息肉已普遍开展,且方法较多。内镜超声确定肿块来源于黏膜肌层或黏膜下层,通过 ESD 治疗可完整剥离,不受肿瘤大小的限制。

开腹手术的适应证:未能明确为良性病变的直径＞2 cm 的息肉,息肉伴周围胃壁增厚,不能用内镜圈套器或烧灼法全部安全切除的息肉,内镜切除的组织学检查为侵袭性恶性肿瘤,位置特殊内镜操作困难的息肉。手术切除包括息肉周围一些正常组织,如果发现浸润癌或息肉数量较多时,可行胃大部切除术或根治术。

第五章　结、直肠与肛管疾病

第一节　溃疡性结肠炎

溃疡性结肠炎（ulcerative colitis，UC）是一种原因尚不十分清楚的发生于结、直肠的慢性非特异性炎症性疾病。以直肠和乙状结肠最常见，病变多局限于黏膜层和黏膜下层。临床表现以腹泻、黏液脓血便、腹痛为主，缓解和复发交替进展的慢性难治性疾病。

世界各地均有本病发生，年发病率最高的是欧洲，达 24.3/10 万，其次为北美，达 19.2/10 万，我国为 0.3/10 万～2.22/10 万。患病率欧洲为 505/10 万，北美为 249/10 万，我国为 11.6/10 万。UC 发病有种族差异，白种人比有色人种发病率高 4 倍；而白种人中，犹太人种比非犹太人高；有色人种和地中海地区较低。UC 最常发生于青壮年期，根据我国统计资料，发病高峰年龄为 20～49 岁，男女性别差异不大［男女比为（1.0～1.3）∶1］。

一、病因

病因至今不明，由遗传、环境、感染、免疫等多种因素共同导致的疾病。

（一）遗传因素

研究表明，5.7%～15.5% 的 UC 患者，其一级亲属也患有 UC。同卵双胞胎患 UC 的发病一致率为 6%～13%，这证明了遗传因素与 UC 的关系。近年来，全基因组关联分析也证明了多个与 UC 有关的易感位点，如 *ECM*1、*STAT*3 等。由于本病的发病有一定的种族差异，也反映可能与遗传因素有关。近年来用转基因方法在动物体内注入与人自身免疫性疾病有关的 *HLA-B*27 基因，成功地制作出类似人类 UC 的模型。

(二)环境因素

与 CD 类似,UC 发病也与环境因素有关,但不同的是,吸烟对 UC 可能起保护作用。

(三)感染因素

UC 发病可能与感染有关,肠内细菌多是继发侵入,破坏黏膜。有人认为溶菌酶和黏蛋白酶是原发因素,UC 患者粪内溶菌酶浓度增高,能溶解保护肠黏膜的黏液,使肠黏膜暴露于粪便,引起继发感染。在 UC 患者病变的肠段中分离出一种物质,其大小近似于病毒颗粒,将其注入动物肠段可出现类似的病变。也有人怀疑难辨梭状芽孢杆菌的毒素可能与本病的复发和活动性有关,但也可能因为细菌和毒素的存在而是一种继发性感染。目前认为,肠道细菌在 UC 发病机制中的作用:①UC 菌丛的组成和空间分布与对照组存在明显差异;②在肠道免疫系统中,一些共生菌株在黏膜内环境稳态和成熟方面起重要作用;③不同的细菌存在变异诱导 UC。

(四)免疫因素

有研究发现某些侵犯肠壁的病原体和人结肠上皮细胞的蛋白质之间有共同的抗原性,从而推论患者的结肠黏膜经病原体重复感染后可能诱导体内产生对于自身结肠上皮具有杀伤作用的抗体、免疫复合物或淋巴细胞反应。支持这一论点的论据:①近年来发现在 UC 患者的肠上皮中存在一种 40 kDa 抗原,可产生具有特异性的抗结肠上皮的抗体,其抗体属于 IgG1 和 IgG3 亚型,具有产生补体和抗原-抗体复合物的活性;②患者的淋巴细胞和巨噬细胞被激活后,可释放多种细胞因子和血管活性物质,促进并加重组织炎症反应;③患者肠黏膜内淋巴细胞数量可增多,并对自身的肠上皮具有细胞毒作用,同时 T 细胞的免疫抑制功能减弱。上述免疫异常是病因还是炎症的后果,有待进一步研究。

UC 作为一种非典型的 Th2 型反应,涉及肠屏障破坏、肠道菌群失调、免疫反应失衡等各方面。当肠道上皮的紧密连接及覆盖其表面的黏液层被破坏,肠道上皮通透性增加,对肠腔内抗原的摄取增多。巨噬细胞及树突状细胞就会通过 TLR 识别这些在正常状态下的非致病菌,从而导致 NF-κB 等通路激活,产生大量的促炎因子。研究表明,UC 患者肠道内非经典的 NKT 细胞增多,后者可分泌 IL-5 和 IL-13。IL-13可介导上皮细胞的细胞毒作用、细胞凋亡,导致上皮屏障的破坏。

（五）其他

精神心理因素、变态反应、自主神经紊乱、缺乏营养、代谢失调等也被认为与发病有关。

二、临床表现

（一）消化系统表现

1.腹泻

持续或反复发作，严重者每天排便 10 次以上，黏液脓血便是 UC 最常见症状，常伴腹痛和里急后重。有时以下消化道大出血为主要表现。

2.腹痛

腹痛一般较轻，为隐痛，病变广泛或病情严重者可有绞痛，多位于左下腹，便后缓解。

（二）全身表现

中、重度患者可伴有发热、营养不良、贫血等。

（三）肠外表现

皮肤黏膜可表现为口腔溃疡、结节性红斑和坏疽性脓皮病；关节损害可表现为外周关节炎、脊柱关节炎等；眼部病变可表现为虹膜炎、巩膜炎、葡萄膜炎等；肝胆疾病可有脂肪肝、原发性硬化性胆管炎、胆石症等；血栓栓塞性疾病等。

（四）并发症

1.中毒性巨结肠

中毒性巨结肠是严重的并发症，常见诱因为低血钾，服用可待因、地芬诺酯（苯乙哌啶）及阿托品等抗胆碱能药物，服用蓖麻油等泻剂，肠镜和钡剂灌肠检查也可诱发。扩张的结肠多在横结肠和脾曲。患者病情急剧恶化，出现毒血症明显，精神萎靡或谵语，间歇性高热，水、电解质、酸碱平衡紊乱。腹部很快膨隆，压痛，鼓音，肠鸣音减弱或消失。由于结肠快速扩张，肠壁变薄，血运障碍，常发生肠坏死穿孔，病死率高达 30%～50%。

2.大出血

结直肠黏膜广泛渗血，一次出血量很多，可反复发作，出血量可达数千毫升，甚至出现休克。据统计，UC 占下消化道出血中的 8.3%。

3.肠穿孔

肠穿孔多发生于慢性复发和重度 UC 患者，造成弥漫性腹膜炎，病死率较高。

4.癌变

病程 10 年以上、全结肠广泛病变及青少年、儿童期发病者,其癌变发病率明显增高。有报道,患病 10、20 和 30 年后,癌变率分别为 2%、8% 和 18%。癌变可发生在全结肠的任何部位,5%～42% 为多中心癌,多为低分化黏液腺癌,呈皮革状浸润肠壁生长,预后差。UC 患者应每年行肠镜检查,多处取活检,早期发现癌变。

5.肠腔狭窄

肠腔狭窄是晚期并发症,管壁僵硬,呈铅管样改变。但很少造成肠梗阻。

6.形成瘘

病变穿透肠壁,导致病变肠腔与其他肠腔或空腔脏器相通,形成内瘘;与皮肤相通形成外瘘。

7.肛周疾病

最常见的是周围脓肿和肛瘘,严重腹泻可导致混合痔脱出。

三、辅助检查

(一)实验室检查

粪常规和培养不少于 3 次,常规检查血常规、血清蛋白、电解质、红细胞沉降率、C 反应蛋白、免疫全项等。粪便钙防卫蛋白、血清乳铁蛋白等亦可作为辅助检查指标。应用免疫抑制剂维持缓解治疗时病情恶化,或重度 UC 患者,进行艰难梭菌或巨细胞病毒感染检查具有一定意义。

(二)结肠镜检查

结肠镜检查及活检为诊断本病的主要依据,应达回肠末段,了解病变范围及其界限,并多段多点取活检。本病为连续弥漫性分布,镜下多从直肠开始逆行向上蔓延:①黏膜血管纹理模糊、紊乱或消失,充血、水肿、质脆、自发或接触性出血,脓性分泌物附着,黏膜粗糙、呈细颗粒样改变;②病变明显处可见弥漫性、多发性糜烂或溃疡;③可见结肠袋变浅、变钝或消失,假息肉和桥黏膜形成等。重度急性发作期应先行腹部 X 线检查,了解肠管情况,需要行结肠镜检查时,禁忌喝泻药,慎重取活检,避免大出血及穿孔,最好在腹膜返折以下取活检。EUS 检查有助于 UC 和 CD 的鉴别诊断。

(三)影像检查

出现肠腔狭窄,结肠镜无法通过时,可行钡剂灌肠或 CT/MRI 结肠显像,有助于了解结肠受累范围和病变程度。可呈现结肠袋消失,结肠管腔绞窄、缩短、僵直呈铅管状改变,也可见多发息肉成像。重度 UC 不适于进行钡剂灌肠检查,应选择 CT/MRI 更安全。

(四)病理检查

1.外科标本

病变主要从直肠起病,向近端发展,呈弥漫性连续性分布,无跳跃区,左半结肠受累多于右半结肠,也可出现倒灌性回肠炎。病变黏膜与正常黏膜分界清楚,黏膜呈颗粒状改变,有浅表溃疡;重度 UC 可以形成黏膜表面剥蚀,向下穿过黏膜肌层,多数出现炎性假息肉。晚期结肠袋减少或消失,结肠缩短。

2.镜下改变

弥漫连续的隐窝结构异常、上皮异常、炎性浸润、缺乏肉芽肿。隐窝结构异常是诊断 UC 的重要指标,包括分支、扭曲、萎缩、减少、表面不规则。上皮异常包括潘氏细胞化生和黏液分泌减少。全黏膜层炎性浸润包括固有膜内炎性细胞和嗜酸性粒细胞计数增多,基底部浆细胞增多及淋巴细胞聚集及间质改变。基底部浆细胞增多是早期诊断 UC 具有高度预测价值的指标。活动期可见固有层内中性粒细胞浸润,隐窝炎和隐窝脓肿,黏液分泌减少。

四、临床诊断

UC 诊断缺乏金标准,主要结合临床表现、内镜、病理组织学进行综合分析,在排除感染性和非感染性结直肠炎基础上做出诊断。

(一)诊断要点

在排除其他疾病基础上:①具有 UC 典型临床表现者为临床疑诊,安排进一步检查;②同时具备上述结肠镜和/或放射影像特征者,可临床拟诊;③如再具备上述黏膜活检组织病理学特征和/或手术切除标本病理检查特征者,可以确诊;④初发病例如临床表现、结肠镜及活检组织学改变都不典型者,暂不确诊,应予随访。

(二)疾病评估

1.临床分型

(1)初发型:无既往病史首次发作。

(2)慢性复发型:临床缓解期再次出现症状。

2.病变范围

根据蒙特利尔 UC 病变范围分类,可将 UC 分为以下 3 种类型。

(1)E1 直肠型:结肠镜下所见炎性病变累及的最大范围局限于直肠,未达乙状结肠。

(2)E2 左半结肠型:病变累及左半结肠,脾区以外。

(3)E3 广泛结肠型:病变累及结肠脾区以近乃至全结肠。

3.按严重程度分类

UC 病情分为活动期和缓解期,根据改良的 Truelove 和 Witts 疾病严重程度分类标准将活动期分为轻、中、重度。

五、鉴别诊断

UC 需与慢性细菌性痢疾、阿米巴肠病、肠结核和血吸虫病等感染性肠炎相鉴别。轻症仅有便血,可被误诊为内痔,应予警惕。另外要与结肠息肉、大肠癌、结肠憩室炎、CD、缺血性结肠炎、胶原性结肠炎、放射性肠炎、白塞病、过敏性紫癜和 IBS 等疾病鉴别。

六、治疗

内科治疗目标为诱导缓解并维持缓解,促进黏膜愈合,防治并发症,提高生活质量。约 30% 的 UC 患者需要手术治疗,可以达到治愈。

(一)一般治疗

充分休息,避免疲劳及精神过度紧张。给予易消化、少渣、少刺激及营养丰富的饮食,病情严重者应禁食,完全胃肠外营养。补充足够水分、电解质、维生素及微量元素,贫血者给予输血,补充铁剂及叶酸。益生菌有益于维持缓解,暂停服用牛奶及乳制品。

(二)药物治疗

1.活动期

(1)轻度 UC:氨基水杨酸制剂是主要用药,无效或病变广泛,可口服激素。氨基水杨酸制剂和激素保留灌肠,常用于 E1,可减轻症状,促进溃疡愈合。口服和局部联合用药疗效较好。

(2)中度 UC:足量氨基水杨酸类制剂一般治疗 2~4 周,症状控制不佳,特别是病变较广泛者,应及时加用激素。激素无效或依赖,可采用硫唑嘌呤类药物(AZA 和 6-MP)。激素和免疫抑制剂治疗无效、激素依赖、不能耐受上述药物不良反应,可用英夫利昔单抗治疗。

(3)重度 UC:首选静脉激素治疗,氢化可的松 300~400 mg/d,一般治疗 5 天仍无缓解,应转换治疗。①首选药物再选手术,静脉滴注环孢素:2～4 mg/(kg·d),4～7 天无效应及时手术治疗。近年文献报道英夫利昔单抗用于拯救性治疗具有一定疗效。②首选手术治疗。有学者更倾向于后者,因为前者再手术后并发症发生率较高,严重影响预后。继发感染时应静脉给予广谱抗生素和甲硝唑。禁用可诱发结肠扩张的药物。

2.缓解期

经规范治疗后活动期缓解,必须用氨基水杨酸制剂维持治疗 3～5 年或更长。也可用免疫抑制剂和英夫利昔单抗维持治疗,但不良反应较多且价格昂贵。激素只能用于诱导缓解,禁忌用于维持缓解。

中药、白细胞洗涤术、干细胞移植、粪菌移植等治疗方法的疗效有待进一步研究。

(三)手术治疗

1.手术适应证

(1)急诊手术适应证:有 5% 的患者需要行急诊手术。①肠壁穿孔或邻近穿孔;②中毒性巨结肠;③大量便血;④急性重度患者,规范内科治疗的同时病情继续恶化,或 48～96 小时病情无明显缓解。

(2)限期手术适应证:①癌变或疑似癌;②病变的肠黏膜上皮细胞轻到重度异型增生。病程与癌变率呈正相关,患病 5、10 和 15 年,癌变率分别为 5%、12%、24%。

(3)择期手术适应证:①规范的内科治疗无法控制症状;②不能达到可接受的生活质量;③导致儿童生长发育障碍;④对类固醇皮质激素抵抗或依赖;⑤不能耐受治疗药物的毒副作用;⑥发病初期药物治疗无效,病程持续 6 个月以上症状无缓解或 6 个月以内多次复发;⑦肠管狭窄,呈铅管样改变;⑧肠镜检查病变自直肠蔓延超过乙状结肠或广泛病变;⑨合并肠外并发症(虹膜炎、大关节炎、化脓性脓皮病等)。①～⑤统称为难治性 UC,临床最常见,对于手术时机目前在我国内外科是争议的焦点,需要达成共识,避免错过最佳手术时机。

2.术前常规检查

(1)化验室检查:①血常规、凝血功能;②尿常规、粪常规＋潜血、粪便菌群分析;③肝肾功能、血糖、血脂、血气。清蛋白水平<35 g/L、近期体重下降 5 kg 以上提示术后并发症(如吻合口漏)的发生率远高于一般患者,前清蛋白、转铁蛋白、纤维结合蛋白、视黄醇结合蛋白等对近期营养状况更加有意义。血浆总胆固醇水平低是评价患者缺乏性营养不良的敏感指标,其预测价值优于低蛋白指标,

应作为常规检查。④免疫功能检查,包括自免肝、C 反应蛋白、红细胞沉降率等,除外合并肝、胰等其他脏器免疫性疾病;⑤感染性疾病筛查,包括肝炎、梅毒、艾滋病、结核、巨细胞病毒、真菌等;⑥评价疾病活动度的粪便钙防卫蛋白。

(2)影像学检查:①上消化道和小肠钡剂造影、全腹 MRI,CD 可累及全消化道,UC 仅累及结直肠。②全结直肠气钡双重造影,CT 虚拟结肠镜,诊断结肠铅管样改变。③结肠超声检查,根据肠壁厚度和血流分支情况判断炎性分级,从而诊断缓解期或复发期。肠壁厚>4 mm,无血流为 1 级,伴点状或短血流为 2 级,伴长血流为 3 级,血流延伸系膜为 4 级。

(3)内镜检查:①胃镜,除外 CD 或淋巴瘤。②结肠超声内镜,CD 累及肠壁全层,UC 仅累及黏膜层和黏膜下层。

(4)病理活检:UC 黏膜上皮溃疡、糜烂,腺体萎缩、增生、甚至消失,隐窝脓肿多见;黏膜下层炎性细胞浸润,一般肌层很少受累。CD 黏膜上皮一般完整,腺体病变不显著,但肌层大量炎性细胞浸润,可见散在多发的非干酪样坏死性肉芽肿,这一点与结核较大融合的干酪样坏死性肉芽肿可以鉴别诊断。

(5)肛门功能检查:术前必须检查肛门括约肌功能,对是否行 IPAA 手术有指导作用。直肠静息压力<5.3 kPa(40 mmHg),可能出现肛周皮肤粪染,术后患者生活质量下降,对 IPAA 的满意程度也下降。年龄>50 岁患者,括约肌功能低下,造口还纳后自主排便能力较差。

(6)营养评估和食物不耐受检查:营养评估应用主观全面评价法和微型营养评定法,均采用国际通用的调查表。SGA 分级标准主要包括 8 个方面:近 2 周内体重变化、饮食摄入量、胃肠道症状、活动能力大小、应激反应程度、皮下脂肪减少、肌肉消耗和踝部水肿等。人体测量指标包括体重、身高、三头肌皮褶厚度、上臂围、上臂肌围、体质指数。食物不耐受检查,对个性化饮食指导具有重要意义,是当前欧洲各国研究的焦点。人群中至少 50%个体对某些食物产生不同程度的不良反应,排在前 3 位的食物为鸡蛋、蟹和牛奶。有些 UC 患者主诉进食某种食物后自觉症状加重。

3.手术方法

(1)腹会阴联合全结肠直肠肛门切除,腹壁永久性回肠单腔造口:Brooke 于 1944 年首先报道该术式,彻底切除了病变部位,消除了复发和癌变的风险,对 UC 的外科治疗具有划时代的意义,是最经典的术式。

然而,由于外置回肠造口袋给患者带来生活及社交上的诸多不便,故医师们纷纷对其改良,最著名的是 Kock 于 1972 年设计的可控制式回肠造口贮袋,即在回肠末端设计1个S形贮袋,用于储存粪便,并用导管连接腹壁回肠造口,通过生物瓣控制排便。Kock回肠造口贮袋的应用为回肠贮袋肛管吻合手术的产生奠定了基础。

(2)全结肠及部分直肠切除,回肠直肠吻合:1949年,Ravitch和Sabiston推荐了经腹全结肠及直肠部分切除,直肠下段黏膜剥除,回肠经直肠肌鞘拖出与肛管吻合手术,该术式存在较多缺陷。第一,由于直肠黏膜炎性浸润,需剥离的黏膜过长,导致出血较多,也难免有病变黏膜残留;第二,直肠肌鞘较长,极易形成肌间脓肿,导致肛门括约肌环感染及瘢痕化,其顺应性消失,出现肛门功能障碍,引起失禁或狭窄,甚至既失禁又狭窄。

为了保留肛门功能,免除腹壁永久性回肠造口的痛苦,20世纪60年代初期开展了全结肠切除,回肠直肠吻合。虽然该术式保留了肛门功能,但残留的直肠是复发和癌变的危险因素;回肠与病变的直肠吻合,吻合口漏发生率较高。

(3)全结直肠切除回肠贮袋肛管吻合手术(ileal pouchanal anastomosis, IPAA):目前IPAA被国际学界公认为是治疗UC的标准术式。UC病变的靶器官是全结直肠黏膜,完全切除病变的靶器官可以达到治愈。全结直肠切除,腹壁回肠永久性造口是经典的手术方法,虽然患者得到了治愈,但术后终身残疾,降低了生活质量。IPAA不仅切除了病变的靶器官结直肠,而且保留了肛门功能,使患者不仅得到了治愈,而且还提高了术后生活质量,降低了复发和癌变的风险。IPAA开创了UC现代外科治疗的新时代。1978年Parks和Nicholls在全世界首先报道了该术式。

4.解析IPAA手术

(1)IPAA手术禁忌证包括绝对禁忌证与相对禁忌证,如下。

1)绝对禁忌证:包括疑为或确诊为CD或淋巴瘤;肛门功能不良、肛门括约肌损伤或60岁以上的患者;反流性回肠炎导致回肠末端切除;低位直肠癌变或癌转移的患者;已行永久性回肠造口的患者。

2)相对禁忌证:长期大剂量激素或免疫抑制剂治疗后。目前我国较多激素依赖的UC患者都用激素维持治疗,导致组织水肿,机体蛋白合成能力降低,术后组织愈合较差,所以许多外科医师强调必须完全停用激素才可以手术,然而这是不现实的。因为一旦停用激素,这些患者势必复发,所以不得不在使用激素的同时进行手术,但要尽可能将激素使用剂量降到最低。

生物制剂停用不足12周。文献报道,生物制剂在体内12周完全代谢,有些UC患者在生物制剂治疗过程中病情进展,此时是否转至外科治疗是一个两难的选择,需要根据患者具体病情决定,这是对结直肠肛门外科医师临床经验和外科技能的考验。

(2)IPAA 分期手术包括三期,如下所述。

1)一期手术:一次完成全结直肠切除回肠贮袋肛管吻合手术,无须预防性腹壁回肠双腔造口。对于病程短、未使用过大剂量激素和免疫抑制剂治疗,而且营养状况较好,处于缓解期的患者,可一期完成 IPAA。由于欧美国家内科治疗限度掌握较好,所以接受一期 IPAA 的患者较多,而我国极少。一期 IPAA 手术,术后并发症少,住院时间短,医疗费用低,应该是我们追求的目标。

2)二期手术:对于病程较长,长期使用激素或免疫抑制剂,贫血及低蛋白血症的患者,机体愈合能力差,可能出现吻合口漏。所以需要采取分期手术。一期手术行全结直肠切除,回肠贮袋肛管吻合术,腹壁预防性回肠双腔造口,预防出现吻合口漏时盆腔感染。一般一期术后 3～6 个月行第二期回肠双腔造口还纳手术。由于我国 UC 患者术前病史较长,激素使用较多,一般状况较差,所以二期 IPAA 手术较多。

3)三期手术:年轻 UC 患者接受急症手术时,既要降低手术风险,又要考虑今后生活质量,三期手术是较好的选择。一期手术有两种方法:第一,只行回肠末端单腔或双腔造口,保留回结肠动脉,保证二期手术能够完成贮袋制作;第二,行全结肠及腹膜返折以上直肠切除,回肠末端单腔造口,保留回结肠动脉。第 1 种方法术后仅 38% 的患者症状可以得到缓解,如果不能缓解,还需要再行第 2 种方法;如果第 2 种方法术后残留直肠继续出血,可以用阴道纱条填塞止血。有学者更倾向于选择第 2 种方法。一期术后 3～6 个月行二期手术,即切除残留的全结直肠,回肠贮袋肛管吻合,腹壁预防性回肠双腔造口。一般二期术后 3～6 个月行第三期回肠双腔造口还纳。分三期手术可以控制手术风险,保证生命安全,提高术后生活质量,加大二期手术难度。欧美国家 UC 患者极少在急症状态下接受手术,如果需要,一般行全结肠直肠肛门切除,腹壁永久性回肠造口,极少行三期手术。随着免疫抑制剂和生物制剂的应用增加,三期手术也会增加。

(3)IPAA 手术要点如下。

1)手术体位及切口:患者麻醉前清醒状态下摆成双下肢前倾外展截石位,请其调整到一个最舒服的体位,特别是膝关节,因为 IPAA 手术时间一般为 5～6 小时,既往有腓骨神经压迫损伤的报道。行左侧腹直肌旁正中切口,有利于结肠脾区的分离;选择右下腹预防性回肠造口,可减少切口污染。

2)结直肠切除:术者首先站在患者分腿处,取头高右转体位,将小肠放入盆腔。于大网膜无血管区进入小网膜腔,沿无血管区向左侧分离大网膜前后叶至结肠脾区,直视下切开脾结肠韧带及左侧腹膜至降结肠,锐性分离结肠系膜,避免脾脏损伤。于左结肠动脉第一分支处结扎、切断,保留较多结肠系膜,以利于全腹膜化;如果沿结肠壁结扎血管易出血,亦会延长手术时间。

3)转换患者为头高平卧体位,于小网膜腔沿无血管区向右侧分离大网膜前后叶至结肠肝区,直视下切开肝结肠韧带及右侧腹膜至升结肠,锐性分离结肠系膜,避免十二指肠损伤。于中结肠动脉第一分支处结扎切断。直视下锐性分离回盲部及阑尾。

4)根据回肠贮袋制作具体情况决定回结肠动脉的处理方法。术者换位至右侧,患者取头低平卧位,将小肠放入上腹。提起乙状结肠,于卵圆孔处切开乙状结肠及直肠左侧腹膜至腹膜返折处,同法切开右侧腹膜至腹膜返折处,两边对合。直视下锐性游离骶前间隙、分离直肠前壁与阴道后壁、切断两侧肛提肌。避免双侧输尿管、生殖血管、骶前神经(特别是下腹下神经)的损伤,保证术后具有良好肛门功能、性功能和排尿功能。术者右手肛门指诊与左手示指在盆腔对顶检查,确认直肠下端前后左右均游离至肛门括约肌上缘。由于患者长期使用大剂量激素,导致血管收缩能力差,渗透性增加,术中渗血较多,所以必要时用干纱垫填压骶前间隙,可压迫止血。另外,在切除结肠时即输注血浆,切除直肠时可以减少盆腔渗血。

5)回肠贮袋制作:回肠贮袋有 J 型、H 型、S 型、W 型 4 种。贮袋类型根据回结肠动脉长度和回肠末端肠管的长度而定,一般长 15～20 cm。因为 J 型贮袋制作简单,使用的肠管较短,返折的肠管是逆蠕动,术后储便功能较好,所以选择较多。

6)目前国外在制作 J 型贮袋时,为了使贮袋与肛管松弛吻合,往往选择结扎回结肠动脉,造成只有回肠动脉分支单一供血,极易造成肠管缺血,出现贮袋炎。有学者在制作 J 型贮袋时保留回结肠动脉及其回肠支,保证了两路供血,避免了缺血的可能,显著降低了贮袋炎发生率。国外文献报道,贮袋术后 5 年贮袋炎发生率＞50%。

7)十字切开无血管区,将小肠系膜游离至胰腺下缘,充分松解末端回肠。将回肠对折,单袢长度 15～20 cm,最低点可达耻骨联合下 4～6 cm,确认回肠贮袋与肛管可行无张力吻合。于回肠对折最低点切开肠壁,置入 80 mm 直线切割吻合器,确认无系膜挤压,行侧侧吻合两次。经贮袋出口灌注生理盐水 200～300 mL,将贮袋充盈,确认吻合处无液体漏出,将贮袋内液体吸出,呈淡血性,确认吻合处无活动性出血。于贮袋出口行荷包缝合后将胶管插入贮袋内,系紧荷包缝合线,并将贮袋自肛门拉出。如果末端回肠不够长,可行 H 型贮袋,但必须保留回结肠动脉及其回肠支。于末端回肠 20 cm 处切断肠管,输入肠管远端3～5 cm 作为输出端,于回肠中间切开肠壁,分别向近端和远端行侧侧吻合,将中间切口再闭合。由于S 型和 W 型使用肠管较长,制作复杂,必须手缝,所以现在很少采用。

8)回肠贮袋与肛管吻合:回肠贮袋与肛管吻合的方法有手缝吻合和双吻合器吻合,吻合的部位有肛直线和齿状线。不同的吻合方法和位置,术后肛门功能不同,这与肛管的解剖特点有关。

9)肛管解剖:肛管有 3 条解剖标志线,肛缘、齿状线和肛直线。肛缘与齿状线之间的区域称为齿线下区,管内覆以移行和复层扁平上皮,具有脊神经,痛觉敏感,称为皮肤肛管,即解剖肛管。齿状线与肛直线之间的区域称为齿线上区,即 ATZ 区,混合覆以立方、移行和扁平上皮,具有自主神经,感觉末梢丰富,具有痛、冷、压、触、摩擦等多种感受器,使肛门对气体和液体具有精细控便和排便功能。肛缘至肛直线包括齿线下区和上区,管壁全部由肛门括约肌环包绕,称为括约肌肛管,即外科肛管。肛门括约肌环是复合肌群,包括内括约肌、外括约肌、耻骨直肠肌和联合纵肌。

10)肠贮袋与肛直线手缝吻合:有学者经多年临床实践与观察,开发出了回肠贮袋与肛直线手缝吻合。将270°肛门镜置入肛门直肠内,在肛直线处切开直肠黏膜,于直肠后壁向近端游离2 cm,切断黏膜下肠壁,将全结肠直肠拉出,再游离直肠前壁黏膜。用可吸收线连续缝合吻合回肠贮袋和肛直线,使吻合口可容纳示指。该方法保留了完整肛门括约肌环,肛门自制功能良好;保留了完整ATZ 区,肛门精细排便功能良好;同时无直肠黏膜残留,降低了复发和癌变风险,提高了术后生活质量。

11)回肠贮袋与齿状线手缝吻合:这是早期 IPAA 回肠贮袋与肛管吻合的方法。在齿状线切开直肠黏膜,其他步骤与肛直线手缝吻合相同。该方法保留了完整肛门括约肌环,肛门自制功能良好;无直肠黏膜残留,降低复发和癌变风险;但是完全切除了 ATZ 区,肛门精细排便功能不良,术后肛门皮肤湿疹,影响生活质量。

12)双吻合器吻合回肠贮袋与肛管:吻合器吻合不能直视下切断直肠。为了保留完整肛门括约肌环和 ATZ 区,吻合器需放置较高位置,术后可保证肛门自制功能和精细排便功能良好;但是会有直肠黏膜残留,增加复发和癌变风险。为了避免直肠黏膜残留,吻合器需放置较低位置,但会损伤部分肛门内括约肌,术后肛门自制功能欠佳。

13)尽量完全修复腹腔腹膜:因为 IPAA 手术损伤大,完全腹膜化是为了避免术后出现广泛的腹腔粘连和内疝,预防肠梗阻。

14)回肠双腔造口还纳手术:一般在前期术后 3～6 个月完成。术前必须行电子结肠镜检查和回肠贮袋病理活检,除外贮袋炎;排粪造影和贮袋肛门压力测定,评价回肠贮袋顺应性和肛门自制功能。如果排粪造影出现贮袋吻合口漏,或电子结肠镜出现溃疡、贮袋炎表现,都应推迟回肠双腔造口还纳的时间。回肠双腔造口还纳手术一般用 80 mm 直线切割吻合器行回肠侧侧吻合,操作简单,减少吻合口发生狭窄。

(4)IPAA 术后常见并发症及治疗方法如下。

1)吻合口瘘:吻合口瘘可以发生在回肠侧侧吻合处和贮袋肛管吻合处,一般术后一周内出现。术前患者营养不良,长期大剂量使用激素是主要原因,吻合技术缺陷亦可导致。改善营养状态,充分引流,冲洗贮袋,一般 6 个月可以愈合,也有长期不愈合的。

2)感染:腹部切口感染与患者术前营养不良,长期大剂量使用激素有关。术后合理肠外营养可以改善营养状态;每天静脉输入 20 g 清蛋白和 10 mg 托拉塞米可以改善组织水肿,促进切口愈合。术中肠腔破溃,污染腹腔是造成腹腔感染的主要原因,术中一旦腹腔污染应及时做细菌培养和药物敏感试验,以便术后尽早合理使用抗生素。

3)贮袋瘘、贮袋阴道瘘和吻合口狭窄:主要是吻合技术有缺陷造成,一般迟发。贮袋与肛管手缝吻合不严密,或吻合过紧,导致吻合组织缺血坏死,形成肛门周围感染,切开引流或自行破溃后形成贮袋瘘,严重的可以影响肛门括约肌功能,应该注重术后患者肛门不适的主诉,及时指诊检查,可以早期发现和治疗。贮袋阴道瘘多发生在手缝吻合直肠前壁时,牵挂阴道后壁所致,或关闭吻合器时将阴道后壁一并加入,所以一定要注意保护阴道后壁。吻合口狭窄是由于吻合口缺血所致;手缝锁边吻合回肠贮袋和肛管常出现吻合口狭窄,连续或间断缝合并不断扩肛,使吻合口能容纳 1～2 指可避免。

4)残端直肠炎:直肠黏膜切除不完全,反复出现少量脓血便,电子肠镜显示吻合口远端黏膜糜烂出血,美沙拉嗪栓纳肛是有效的治疗方法。

5)贮袋功能不良:贮袋吻合口瘘可导致盆腔感染,使贮袋顺应性降低,导致贮袋储粪量减少,排便和控便功能不良,所以预防性回肠造口的重要临床价值在于可以减轻或避免贮袋吻合口漏发生时导致的盆腔感染。

6)贮袋炎:贮袋炎为远期并发症,国外报道 IPAA 术后 5 年以上有 50%出现贮袋炎,主要病因是贮袋菌群失调,厌氧菌过度生长所致。表现为脓血便、里急后重、排便次数增加;肠镜显示黏膜糜烂、溃疡和出血,严重者可能需要废弃或切除贮袋,行腹部永久性回肠造口。目前国际公认甲硝唑和左氧氟沙星联合用药是治疗贮袋炎最有效的方法。有学者对 128 例 IPAA 术后患者随访 5 年以上,贮袋炎发生率低于 5%,我们认为这与国人习惯吃熟食和软食有关,也与医师在贮袋制作时保留回结肠动脉及其回肠支有关,保证贮袋有回肠动脉和回结肠动脉的双路供血。近期有学者报道,贮袋炎与贮袋供血不足有关。

7)水吸收障碍导致的腹泻:结肠的主要功能是进一步吸收水分和电解质,使粪便成形、储存和排泄。全结肠直肠切除术后机体水吸收减少,粪便在体内停留时间缩短。所以术后早期可能出现腹泻,经蒙脱石散、利尿剂、补充电解质、益生菌等对症治疗后,回肠可以结肠化,回肠绒毛变短变粗,一般 80%的患者术后6 个月,24 小时排便次数为 3～5 次,其中夜间排便 0～1 次。

8)慢性肾上腺皮质功能减退导致的腹泻:UC 患者术前长期大剂量糖皮质激素治疗,可导致慢性肾上腺皮质功能减退,使皮质醇分泌不足,胃蛋白酶和胃酸分泌减少,影响消化吸收,出现腹泻。血浆皮质激素降低和 ACTH 增高是诊断的重要依据,后者更稳定可靠。其腹泻特点是主要发生在小肠;多为吸收不良,分泌性水样便,无脓血,可含有脂肪或电解质;胃肠蠕动加速,肠鸣音亢进,无腹痛或轻度腹痛;抗生素治疗无效,激素替代治疗后症状缓解,口服氢化可的松20 mg,每 12 小时 1 次,缓慢减量,治疗至少 6 个月。24 小时入量不超过 2 500 mL,其中包括 1 000 mL 电解质口服液(1 000 mL 水,食糖 20 g,食盐 3.5 g,碳酸氢钠2.5 g),如果粪便量仍＞1 000 mL,尿量少于 1 000 mL,应隔天输液 1 000 mL,预防水电解质酸碱平衡紊乱。

9)维生素 B_{12} 缺乏导致贫血:食物中的维生素 B_{12} 与蛋白质结合进入人体消化道,在胃酸、胃蛋白酶及胰蛋白酶的作用下,维生素 B_{12} 被释放,并与胃黏膜细胞分泌的一种糖蛋白内因子(IF)结合形成维生素 B_{12}-IF 复合物,在回肠被吸收。维生素 B_{12}-IF 复合物促进红细胞的发育和成熟,使机体造血功能处于正常状态,预防恶性贫血。IPAA 术后早期因为排便次数较多,维生素B_{12}-IF 复合物在回肠吸收减少,极易出现恶性贫血。减少排便次数是解决这一问题的最好方法,因此要对症治疗,严重腹泻时可以口服肠蠕动抑制剂。

10)泌尿系统结石:正常人每天排尿量 1 000～1 500 mL,IPAA 术后出现腹泻可导致尿量减少,是形成泌尿系统结石的主要原因,术后应该密切观测尿量,及时对症治疗是最好的预防措施。

11)性功能和排尿功能障碍:虽然 UC 是良性疾病,但分离直肠后壁时,也必须在骶前间隙脏层和壁层之间直视下锐性分离,这样才能保证骶前神经无损伤,避免术后出现性功能和排尿功能障碍。

12)不孕不育:文献报道女性患者行 IPAA 术后 60% 不孕,主要是术后盆腔粘连导致输卵管不通所致。男性患者行 IPAA 术后可能出现逆行射精。在性发育时期长期大剂量激素治疗,可以导致性器官功能发育障碍,也可以造成不孕不育。术前将卵子和精子储藏是解决不孕不育的有效方法。

第二节　结肠慢传输型便秘

结肠慢传输型便秘(Slow Transit Constipation,STC)是指结肠的运动功能障碍,肠内容物传输缓慢所引起的便秘,主要症状为排便次数减少,粪便干硬,常伴排便费力、腹胀。多发于育龄期妇女,且随着时间的推移其症状逐渐加重,少部分患者最终需行结肠全切除术或次全切除术。本病占功能性便秘的 16%～40%,近年来随着生活质量日渐提高,结肠慢传输型便秘的发病率有升高的趋势。结肠慢传输型便秘已成为影响人们身心健康的重要因素之一。

一、病因

结肠慢传输型便秘的确切病因及发病机制尚未完全明了。慢传输性便秘的发病是一个多因素、多途径、复杂多变的过程,尚需进一步的研究探讨。

二、发病机制

(一)肠道动力学的改变

1.结肠动力学的变化

结肠的整体运动形式是维持肠腔内压力所必需的。研究发现结肠慢传输型便秘患者结肠集团运动减少,餐后集团运动亦显著减少。结肠慢传输型便秘患者肠道传输缓慢不仅局限于结肠,也可能是全胃肠运动功能的失调。部分结肠慢传输型便秘患者的结肠传输减慢可能是全胃肠动力障碍的主要部分。对结肠慢传输型便秘患者离体结肠肌条进行的研究发现,其结肠肌条对胆碱能刺激是高度敏感的,西沙必利可以降低其敏感性,这提示结肠慢传输型便秘患者可能存在平滑肌病。

2.直肠肛管动力学的变化

结肠慢传输型便秘患者可伴有直肠感觉阈值显著增高,直肠最大耐受量增加,直肠排便收缩反应减弱。

3.神经病变

结肠慢传输型便秘患者可能存在结肠胆碱能神经分布的异常。用刺激汗腺反应的试验,发现几乎所有的结肠慢传输型便秘患者都存在节前交感胆碱能神经功能紊乱,提示可能是一种选择性末梢纤维神经病,便秘是该病的一种表现。

(二)肠道形态学的改变

大多数结肠慢传输型便秘患者常规病理检查时肠道并无异常,形态学改变主要表现在消化道的肠神经系统,肠神经系统主要是指黏膜下神经丛、肌间神经丛。其形态学改变包括以下几个方面:①嗜银性神经元数目减少,细胞体积变小、皱缩,轻度肿胀,染色不均匀。②神经节内胞核变异增多。③神经丝(neurofilament,NF)明显减少,甚至缺损。④肠肌间神经丛神经元和 Cajal 间质细胞变性。⑤肠神经节细胞空泡变性,重度神经节炎。⑥S-100 蛋白免疫反应性异常增高。⑦神经纤维密度下降。

Cajal 细胞具有肠道慢波起搏器的功能。Lee 等将接受结肠切除的结肠慢传输型便秘患者与非梗阻型结肠癌患者的结肠标本进行比较研究,发现结肠慢传输型便秘患者多个层次 Cajal 细胞密度比对照组明显减少。我们的研究发现,结肠慢传输型便秘患者结肠内 c-kit 信使 RNA 和 c-kit 蛋白表达降低,提示 c-kit 信号通路在结肠慢传输型便秘患者 Cajal 细胞减少过程中起重要作用。我们进一步的研究发现腺病毒介导的干细胞因子(stem cell factor,SCF)基因转染可以激活 c-kit 信号通路,促进 Cajal 细胞恢复。

(三)胃肠调节肽的改变

Kreek 等认为阿片肽与结肠慢传输型便秘有关,杨岑山研究发现,便秘患者直肠远端黏膜和黏膜下层内源性阿片肽浓度增加,他们认为内源性阿片肽的增加导致直肠局部张力性收缩增强,肠道的推进性蠕动减弱,肠内容物不易通过直肠而导致便秘。也有学者认为内啡肽能延缓结肠通过时间而致便秘。

三、临床表现

国内文献报道的结肠慢传输型便秘患者中,其发病年龄在 45～78 岁,女性占 80.5%,男性占 19.5%。病程较长,少则数年,有的可达数十年。

主要表现为排便间隔时间延长,可 5～10 天排便 1 次,所有患者依靠泻剂排便,且泻剂的用量越来越大,效果越来越差,甚至最后即使用泻剂也不能排便。患者排便时间较长,一般在 15～45 分钟,粪便干结,呈羊粪状、干球状。结肠慢传输型便秘患者多无特殊体征,部分患者可在左下腹触及增粗的肠管或充满粪团的肠管。部分患者有焦虑、失眠、抑郁等全身症状。

四、诊断

(一)症状

长期排便次数减少,通常 5～10 天排便 1 次,粪便干硬,排便费力;长期腹胀、食欲缺乏、依靠泻剂排便,且用量越来越大,最后即使用药也不能排便。

(二)实验室检查

1.结肠传输试验

结肠传输试验为结肠慢传输型便秘首选的检查方法。目前主要采用不透 X 线标志物法,该方法简单易行、应用广泛、结果可靠。不透 X 线标志物法诊断标准:80% 的标志物在 3 天内不能排出,仍在乙状结肠和以上部位。目前国内外对服用标志物后腹部照片时间不同,但诊断标准基本相同。

2.排便造影

排便造影可了解是否合并存在肛门直肠的功能异常,即排便障碍型便秘(出口梗阻型便秘)。

3.肛门直肠测压

肛门直肠测压主要用于了解是否合并存在排便障碍,包括不协调性收缩、直肠推进力不足和感觉功能的异常;对某些结肠慢传输型便秘的鉴别诊断有重要意义,如果肛门直肠抑制反射消失则诊断为先天性巨结肠。

4.肛肠肌电图测定

肛肠肌电图测定可发现肛门内外括约肌和耻骨直肠肌有无在排便时产生反常的肌电活动。

5.电子结肠镜检查

电子结肠镜检查主要目的是排除肠道器质性病变,有时可见结肠黑变病。

6.球囊排出试验

球囊排出试验主要用于评价受试者排便动力或直肠的敏感性。正常人很容易排出 50 mL 体积的球囊,而结肠慢传输型便秘患者则只能排出较大体积的球囊,甚至当球囊充至 200 mL 以上方能将其排出。

五、治疗

对于结肠慢传输型便秘的治疗,首先是严格的内科治疗,在内科治疗无效时可考虑外科治疗。内科治疗:①多进食新鲜蔬菜和水果。②多饮水。③多运动。④养成良好的排便习惯。⑤正确认识便秘带来后果,调整好心态,避免出现由于过度精神紧张造成的精神症状。⑥合理应用药物,即达到通便作用,又防止药物带来不良反应。在医师指导下经过较长时间系统的内科治疗,确实排便困难者可考虑手术治疗。

(一)外科治疗手术指征

结肠慢传输型便秘的外科手术,除手术引起的并发症外,手术治疗后有一定复发率,故应慎重。

有以下条件者可考虑手术治疗:①符合功能性便秘罗马Ⅲ诊断标准。②多次结肠传输时间测定证实结肠传输明显减慢。③病程在 3~5 年,系统的非手术治疗无效。④严重影响日常生活和工作,患者强烈要求手术。⑤无严重的精神障碍。⑥排便造影或盆腔四重造影,了解是否合并出口梗阻型便秘。⑦钡灌肠或电子结肠镜检查,排除结直肠器质性病变。⑧肛门直肠测压,无先天型性巨结肠的证据。

(二)手术方式

目前,在结肠慢传输型便秘外科治疗中,面临三个方面问题:①患者对手术疗效要求高:不但希望有良好的排便和控便功能,而且要求术后不发生各种并发症。②结肠慢传输型便秘手术治疗后有一定复发率。③选择什么样的手术方式最合适,难以评估。中华医学会外科学分会结直肠肛门学组和中华医学会消化病学分会胃肠动力学组在 2007 年以来多次召开学术会议,内外科胃肠专家一起对便秘诊治问题进行专题讨论,先后发表了便秘外科诊治指南(草案)和中国慢性便秘的诊治指南。目前,结肠慢传输型便秘手术方式有以下几种:全结肠切除回肠直肠吻合术;次全结肠切除盲肠或升结肠直肠吻合;阑尾或回肠造口顺行灌洗术;回肠末端造口术;结肠旷置术。应根据患者的不同情况选择不同的手术方式。

1.全结肠切除回肠直肠吻合术

(1)适应证:结肠慢传输型患者。尤其适应于病史较长,年龄偏大的患者。

(2)手术方法:全结肠切除回肠直肠吻合术有开腹全结肠切除术和腹腔镜全结肠切除术,目前多采用后者。

(3)术中注意的问题:①用超声刀沿结肠壁分离结肠系膜,每次分离系膜不应过多,避免出血、延长手术时间。②因为结肠位于腹腔不同部位,术中要变换多个手术视野,操作较困难,术者要有耐心。③分离脾区结肠时,不应过度牵拉,避免损伤脾脏。④在分离肝区结肠时,避免损伤十二指肠。⑤行回肠直肠吻合时,认清回肠系膜方向,不要发生将旋转的回肠与直肠吻合。⑥彻底止血,以防术后出血。⑦腹腔用防止肠粘连的药物。

2.结肠次全切除术

(1)适应证:结肠慢传输型患者。尤其适应于病史相对较短,年龄较小的患者。

(2)手术方式:结肠次全切除术主要包括两大类。①保留回盲瓣、盲肠和部分升结肠的结肠次全切除术:常用的肠道重建方式有升结肠直肠吻合或盲肠直肠吻合术。②保留远端乙状结肠的结肠次全切除术:行回肠乙状结肠吻合术。目前,结肠次全切除术后,多采用升结肠直肠吻合或盲肠直肠吻合术。保留远端乙状结肠的结肠次全切除术多不采用。

保留回盲瓣、盲肠和部分升结肠的结肠次全切除后,肠管吻合方式分为顺蠕动(图 5-1)和逆蠕动(图 5-2)两种。顺蠕动吻合即以升结肠与直肠端端吻合,而逆蠕动吻合则以盲肠底部与直肠行吻合。1955 年,Lillehei 和 Wangensteen 提出了向左扭转结肠系膜的顺蠕动升结肠直肠吻合术(图 5-1A)。1964 年,Deloyers 设计了另一种向头侧扭转盲肠的顺蠕动升结肠直肠吻合术(图 5-1B)。1984 年,Ryan 和 Oakley 提出传统的盲肠直肠吻合术(图 5-1C),即直肠盲肠端侧吻合术,因操作烦琐在国内外运用较少。国内外文献中报道的结肠次全切除、盲肠直肠吻合术其实大部分为升结肠直肠吻合术。因为解剖学上真正的盲肠位于回盲瓣水平以下。结肠次全切除、升结肠直肠吻合术一般保留回结合部以上5~10 cm升结肠,直肠离断处在骶骨岬稍下方,可切除上 1/3 的直肠。手工或经肛门以吻合器行升结肠-直肠端端吻合。由于在吻合时,需将剩余升结肠、盲肠进行翻转,在一定程度上扭转回结肠血管,操作较复杂,且可能增加肠梗阻发生率。

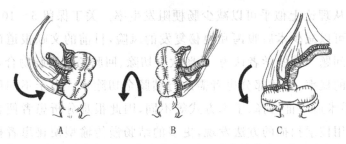

图 5-1 结肠次全切除、顺蠕动升结肠直肠或传统的盲肠直肠吻合术

A、B.升结肠直肠吻合;C.直盲端侧吻合术

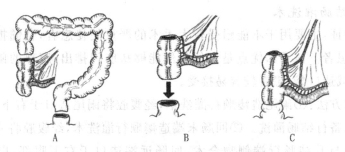

图 5-2 结肠次全切除、逆蠕动盲肠直肠吻合术

A.结肠次全切除、阑尾切除;B 和 C 端端逆蠕动盲肠直肠吻合

意大利学者 Sarli 于 2001 年首先报道了结肠次全切除、逆蠕动盲肠直肠吻合术。该术式以盲肠底部与直肠中上段行吻合,不需要对结肠、盲肠进行位置上的大调整。目前,在中国、法国、俄罗斯等国家得到逐步推广。结肠次全切除、逆蠕动盲肠直肠吻合术开放手术操作步骤如下:①患者取截石位。②连同盲肠一起游离升结肠、横结肠、降结肠及乙状结肠。③保留回盲瓣以上 5～7 cm 离断升结肠。④在骶岬下方离断直肠。⑤切除阑尾。⑥直肠残端置入吻合器抵钉座(头端),升结肠切除断端置入吻合器器身,旋紧吻合器将盲肠牵入盆腔,以吻合器吻合盲肠底部和直肠残端。⑦结肠断端缝闭。

升结肠保留 5～7 cm 即可,以免导致术后便秘不缓解或复发。保留升结肠的作用主要是为了保留回盲瓣和便于器械吻合。目前,越来越多的学者尝试运用腹腔镜技术行结肠次全切除、逆蠕动盲肠直肠吻合术,并取得了良好的初步效果。

结肠次全切除后回肠乙状结肠吻合术是为了减少术后腹泻和肠梗阻发生率的另外一种选择,在临床工作和国内外文献中亦较少选用和报道。该术式希望能够通过保留的部分乙状结肠起一定的储存和吸收功能,此外更少的肠段切除和盆腔操作从理论上似乎可以减少肠梗阻发生率。关于保留 5~10 cm 远段乙状结肠是否可以减少术后腹泻和便秘复发的风险,目前的文献报道尚不能很好地回答这个问题。一些学者认为,结肠次全切除、回肠乙状结肠吻合术增加了术后便秘复发的概率,导致部分患者需改行结肠全切除术。由于不同研究中术前评估手段、手术适应证选择、手术方式等不同,因此很难分析患者便秘复发的确切病因。运用核素扫描的方法发现,更多的结肠慢传输型便秘患者核素滞留于左半结肠。所以,更有学者提出结肠切除远端必须超过乙状结肠和直肠交界处,认为此点是预防术后便秘复发的关键。

3.顺行结肠灌洗术

(1)适应证:主要用于不能耐受较大手术的严重便秘患者,脊髓损伤后长期卧床的便秘患者。该手术优点是大便仍然能够从肛门排出,腹部的阑尾或回肠造瘘口不必戴造口袋,患者较容易接受。

(2)手术方法:①阑尾造瘘顺行灌洗术,经腹腔将阑尾造口于右下腹部,切开阑尾末端,以备行结肠灌洗。②回肠末端造瘘顺行灌洗术,经腹腔将末端回肠离断,回肠近端与升结肠行端侧吻合术,回肠远端造口于右下腹部,以备行结肠灌洗。

顺行结肠灌洗术是将灌洗管插入造口的阑尾或回肠,进行顺行灌洗。通过结肠灌洗可以训练结肠规律的蠕动,建立条件反射,达到正常排便规律的目的。对严重的结肠慢传输型便秘患者可缓解症状,解除痛苦,减轻患者的心理负担。灌注方法是用温开水 500~1 000 mL,规律灌洗,经过一定时间,可建立排便反射。目前国外已开展用腹腔镜行此手术,国内尚未见报道。

4.回肠末端造口术

(1)适应证:主要用于不能耐受较大手术的严重便秘患者,脊髓损伤后长期卧床的便秘患者。该手术缺点是增加患者心理压力和术后护理工作。但是,对于不能行结肠灌洗的家庭,采用该手术方式较好。

(2)手术方法:经腹将末端 20 cm 左右的回肠离断,回肠远端关闭,回肠近端造口于右下腹部。

5.结肠旷置术

结肠旷置术主要理论基础是结肠具有蠕动功能,蠕动使得粪便可直接由手术后新建的正常通道通过。此术式虽然阻断了近端肠管内容物的通过,但由于旷置的结肠本身的功能并未丧失,这段结肠的分泌、吸收等功能依然存在,其旷置结肠内的分泌物、黏液等可从远端流出。当粪便进入直肠,在其产生的压力尚未达到排便的反射压时,直肠与旷置结肠间就存在一定压力梯度差,此时直肠压力大于结肠的压力,故少部分粪便反流至旷置结肠,也正因此增加了重吸收水分的肠道黏膜面积,以及扩宽了贮存粪便的空间,故不易发生严重腹泻并发症,避免了从一个极端走向另一个极端。

（1）手术适应证：①有长期便秘病史,病程在 3 年以上,无便意或便意差,伴有腹胀、腹痛等。②经长期（至少半年以上）并且正规系统的保守治疗无效者。③排除结肠器质性疾病。④结肠传输试验明确诊断为结肠慢传输型便秘；钡灌肠提示结肠形态异常或肠管排列异常；排便造影排除出口梗阻型便秘。⑤胃及小肠蠕动功能正常。⑥不伴焦虑、忧郁等精神症状。

（2）手术方法：升结肠切断的结肠旷置、逆蠕动盲直肠端侧吻合术。①开腹后,探查结肠的情况。可发现病变结肠段充气、扩张明显,管壁菲薄透明,刺激（指叩）肠段均蠕动反应不启动或明显蠕动缓慢。②游离回盲部及部分升结肠,使回盲部能下移到盆腔,于升结肠距回盲瓣 5～10 cm 处切断肠管及其系膜,先将远端肠管的切口封闭,旷置远端结肠。③近端结肠行荷包缝合,将吻合器钉座（头端）纳入近端结肠内,收紧荷包缝合。④直乙交界处作适当游离,打开腹膜反折,在骶前筋膜前间隙分离直肠,直肠前分离时男性患者注意保护精囊腺及前列腺,女性患者注意保护阴道壁,向下继续分离。⑤扩肛并经肛门置入吻合器器身,尖端自腹膜反折处直肠右壁穿出,将近端升结肠及盲肠向内侧翻转,连接钉座与吻合器器身,合拢后收紧至安全刻度,旋紧吻合器时盲肠被牵入盆腔,将保留之回盲部与直肠行端侧吻合,从而使结肠成为一个 Y 状结构,旷置的结肠内容物亦可顺利排出。⑥吻合完成后,将吻合口上方升结肠、盲肠与直肠、乙状结肠并行缝合 5 cm。⑦用生理盐水、甲硝唑反复冲洗腹腔,盆腔置入引流管,关闭腹膜创面后逐层关腹。

1）升结肠不切断的结肠旷置、逆蠕动盲直肠端侧吻合术：①进腹后适当游离回盲部和部分升结肠,使回盲部能下移到盆腔。②在回盲部结合处以上 7～10 cm升结肠,用消化道直线闭合器闭合升结肠不切断。③分离系膜,切除阑尾。④距回盲瓣外侧回盲部尖端置入吻合器钉座（头端）于盲肠内,扩肛并经肛门置入吻合器器身。距腹膜反折处 5～8 cm 直肠右前侧壁作为吻合口。⑤旋紧吻合器时盲肠被牵入盆腔,以吻合器吻合盲肠底部和直肠右前侧壁。完成盲直肠端侧吻合。⑥冲洗腹腔,盆腔置入引流管。

2）结肠旷置、回肠和直肠侧侧吻合术：游离末段回肠和直肠上段,行回肠和直肠侧侧吻合术,关闭肠间裂孔防止内疝。

3)改良结肠旷置术:①游离回盲部及部分升结肠,距回盲瓣5～10 cm切断升结肠及其系膜,远端升结肠关闭,近端升结肠及盲肠向内侧翻转,与直肠中上段行端侧吻合,其余结肠旷置保留。②吻合完成后,将吻合口上方盲肠、升结肠与乙状结肠并行缝合5 cm。然后人工制作乙状结肠人工瓣膜,手术方法是在吻合口上方乙状结肠缝合形成三处皱襞,每处皱襞的间隔为3 cm,针间距为2 cm。本术式对保留回盲瓣的结肠旷置术进行了改良,增加了升结肠与乙状结肠的并行缝合和乙状结肠人工瓣膜。并行缝合改变了结肠内压力传导方向,人工瓣膜对粪便反流有节制作用,可有效防止术后旷置结肠的粪便反流,避免因粪便反流所诱发的腹胀和腹痛等并发症。

4)腹腔镜结肠旷置回肠直肠侧侧吻合分流术:①自回盲部向下寻找回肠20～30 cm,牵拉至腹膜反折处,确定无张力。钳夹标记。②取下腹正中切口约3 cm,进腹提出标记好的回肠,纵行切开,置入25 mm吻合器抵钉座,荷包缝合,收紧结扎荷包后还纳腹腔。③重新建立气腹后自肛门置入吻合器,根据结肠慢传输型便秘患者的年龄、症状严重程度和肛门括约肌功能等,调整吻合口的位置。于直肠前壁腹膜反折处上方2～5 cm行回肠直肠侧侧吻合。④检查回肠直肠吻合圈完整、吻合口有无血肿、有无张力。⑤关闭切口。

腹腔镜回肠直肠侧侧吻合分流术有望解决盲袢综合征和结肠失用性萎缩。近年结肠旷置、盲肠直肠吻合术治疗顽固性便秘的报道越来越多。该术式具有创伤小、并发症发生率低的优点,Pinedo等也认为该术式有一定优势。但因旷置结肠为盲袢,术后腹胀、腹痛的症状仍然存在,影响了手术效果,有部分患者需要再次手术。腹腔镜回肠直肠侧侧吻合分流术有望解决盲袢综合征和结肠失用性萎缩的问题。由于进行了分流,减轻了结肠的负担,因此出现潴留的情况较少。钡灌肠也证实可以达到顺行灌肠的效果。

(3)结肠旷置术的优点:①保留回盲部和回盲瓣,保障水、电解质、胆盐和维生素 B_{12} 的吸收。②保留盲肠和部分升结肠能起到类似于储粪袋作用。对排便有缓冲作用,改善术后腹泻症状。③操作方便,疗效可靠。④因只游离回盲部,腹腔干扰小,手术创伤非常轻微,术后恢复快,并发症低,临床效果满意。

(4)手术前后的处理:术前准备:结肠慢传输型便秘患者因其排便障碍,故肠道准备较之普通肠道疾病的手术要提前进行。通常要提前5天以上,用刺激性泻药逐日加量,并在术前一天再应用其他肠道清洁方法达到肠道清洁的目的。

1)术中注意事项:术中操作要注意吻合口位置不能过高和过低,以吻合口位于直肠上段、腹膜反折以上为适中。因过高临床效果不好,过低易并发腹泻。

2)术后处理:禁食,持续胃肠减压。肛门排气后,进食流质饮食,第7天后改为半流质饮食。静脉补液,维持水和电解质平衡及营养支持。术后应用抗菌药物,预防感染。

3)心理治疗:在围术期要不断地给予患者心理治疗,从结肠的生理病理、排便等的生理方面,尽可能解除其对便秘的种种疑虑,增强患者战胜疾病、恢复生活的信心。

(5)术后并发症:部分患者在行结肠旷置术后出现了类似术前的症状,如腹胀、腹痛,尤其以左侧腹为甚;情绪烦躁;甚至呃逆频频、恶心欲吐等。使用泻剂协助排便之后上述症状则减轻或消失。经肠镜检查发现,旷置的残余结肠段有不同程度的干便积留,甚至有的形成粪石状,我们把这一系列症状称为“旷置结肠综合征”。

从临床上观察,此术式虽然阻断了近端肠管内容物的通过,但由于肠管本身的功能并未丧失,这段肠道的分泌、吸收等功能依然存在,其内的分泌物、黏液等可从远端排出,而远端的粪便在蠕动时也可能反流进入旷置的肠段。又由于它们的神经节、肌肉等病理改变,肠道动力的减弱,致旷置肠段的内容物无法被排出,日久即形成不同程度的干便积留,甚至是形成粪石,从而术后患者会出现左侧腹胀、积便感。

从结肠的病理学研究和临床观察可以得出,结肠旷置术造成的旷置结肠综合征是具有病理学理论支持的。有人对旷置的结肠行钡灌肠检查,结果显示3天内旷置结肠钡剂基本排空,腹部透视亦无异常,说明旷置的肠管在缺乏小肠节段性蠕动张力的推动下仍存在自身运动,不会因“失用”而丧失其运动功能。对出现旷置结肠综合征的患者,我们分析这些反流的粪便在进入结肠后,由于水分的吸收,虽然粪质变干,但是毕竟量少,主要还是归因于其结肠本身的病变,由于结肠神经节、肌肉等病理改变,而导致肠道动力的减弱。

第三节 结直肠息肉

一、概述

肠息肉是指一类从黏膜表面突出到肠腔内的隆起状病变。肠息肉是一类疾病的总称。1981 年,全国大肠癌病理专业会议参考了国外对大肠息肉的分类,结合我国病理学家的实践经验,按照病理性质的不同分为以下几种。①腺瘤性息肉:包括管状、绒毛状及管状绒毛状腺瘤。②炎性息肉:黏膜炎性增生、血吸虫卵性及良性淋巴样息肉。③错构瘤性息肉:幼年性息肉及色素沉着息肉综合征(Peutz-Jeghers 综合征,P-J 综合征)。④其他:化生性息肉及黏膜肥大赘生物。不同性质的息肉,其预后和处理亦不相同。息肉在形态上可分为有蒂、无蒂、广基、扁平状等。在数目上又有单发与多发两类(图 5-3)。息肉病是指息肉数目在100 枚以上(仅 P-J 综合征除外),反之,则称散发性息肉。本节仅限于讨论单发的各种息肉。

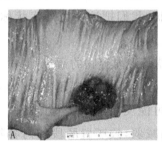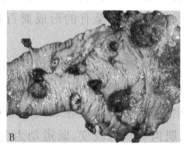

图 5-3　单发与多发肠息肉
A.结肠单发息肉;B.结肠多发息肉

二、病因

结直肠息肉的病因及发病机制目前仍不清楚。研究证明,影响腺瘤性息肉与结直肠癌发病的危险因素基本一致。目前初步证实腺瘤的发生是多个基因改变的复杂过程,而环境因素改变致基因表达异常或突变基因在环境因素作用下表达形成腺瘤;而增生性息肉或炎性息肉则与感染和损伤相关。有研究已经证实,息肉与 CD44 基因 mRNA 的表达明显相关。散发性结直肠肿瘤中,结直肠息肉和癌组织 APC 基因突变率无显著差异,而在正常结直肠黏膜、炎性息肉和增生性息肉中均无突变。

三、发病

结直肠息肉的发生率各国不同,总的肠镜检出率为 10% 左右。其发病率随年龄的增长而增加,30 岁以上结直肠息肉开始增多,60~80 岁的发病率最高,尤以腺瘤增加显著,女性略低于男性。以腺瘤性息肉为多见,约占 70%,其次是增生性息肉和炎性息肉,错构瘤性息肉主要见于幼年性息肉和 P-J 综合征(Peutz-Jeghers息肉)。我国肠息肉发病率较低,成人多为腺瘤性息肉,好发于乙状结肠、直肠,占全结直肠息肉的 70%~80%。大小一般为 0.5~2.0 cm。

四、组织学分类

(一)腺瘤性息肉

腺瘤是息肉中最常见的一种组织学类型。腺瘤在病理切片中除可见管状腺体结构外,还常伴乳头状成分,亦即绒毛状成分,根据组织学中两种不同结构成分所占比例决定腺瘤的性质。Appel 提出管状腺瘤中绒毛状成分应<5%,当绒毛状成分达 5%~50%时属混合性腺瘤,>50%者则属绒毛状腺瘤。Shinya 则认为管状腺瘤中绒毛状成分应<25%,在 25%~75%者属混合性腺瘤,>75%者属绒毛状腺瘤。鉴于标准不同,各家报道腺瘤中各种腺瘤的比例可有较大差异,且无可比性。为此,在 1981 年我国第一次大肠癌病理会议上建议统一标准为绒毛状成分<20%者属管状腺瘤,>80%者为绒毛状腺瘤,20%~80%者则属混合腺瘤。

1.管状腺瘤

管状腺瘤是最常见的组织学类型,占腺瘤的 60%~80%,发病率随年龄增加而增加,在小于 20 岁的年轻人中极少存在。多为带蒂型(占 85%),亚蒂、无蒂少见。常多发,小于 0.5 cm 的小腺瘤多由正常的黏膜覆盖,多数管状腺瘤为 1.0~2.0 cm大小,少数大于 3 cm,腺瘤的恶变与其大小直接相关。常有蒂、呈球状或梨状,表面光滑,可有浅沟或分叶现象,色泽发红或正常,质地软。活检组织学检查管状腺瘤由密集的增生的腺体构成,腺体大小、形态不一致,常见有分枝和发芽(图 5-4)。多数管状腺瘤仅表现为轻度不典型增生。然而,可以有高达 20%的表现为重度非典型增生、原位癌或浸润性癌,仅 5%管状腺瘤是恶性的。

2.绒毛状腺瘤

绒毛状腺瘤较少见,又称乳头状腺瘤,这是一种癌变倾向极大的腺瘤,一般癌变率为 40%,故被认为是一种癌前病变,其发病率仅为管状腺瘤的 1/10,好发于直肠和乙状结肠,临床所见绝大多数为广基型,呈绒毛状或粗颗粒状隆起,伴有宽广的基底,有时可侵占肠周径的大部分,其表面可覆盖一层黏液,质地较管状腺瘤为软(图 5-5)。在少数病例中绒毛状腺瘤可以有蒂,活动度极大。体积大,一般直径大于 3.0 cm,可达 10~20 cm。活组织检查见绒毛结构占据腺瘤的80%以上。

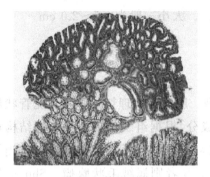

图 5-4　管状腺瘤

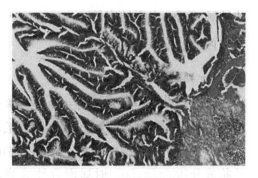

图 5-5　绒毛状腺瘤

3.绒毛状管状腺瘤

这类息肉兼有管状腺瘤和绒毛状腺瘤两种组织学特点(图 5-6)。即有分支状的腺体,同时也有像手指一样突起的长长的腺体。绒毛状管状腺瘤是 10～20 mm.息肉中最常见的一种。其恶变率介于管状腺瘤与绒毛状腺瘤之间。

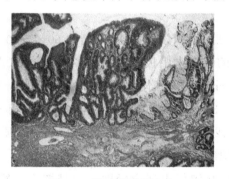

图 5-6　绒毛状管状腺瘤

(二)炎性息肉

炎性息肉是由对炎症反应的再生上皮组成。可以继发于任何一种炎症反应,但是最常见的原因是溃疡性结肠炎。炎性息肉也可以继发于感染性疾病,例如阿米巴性结肠炎、慢性血吸虫病或细菌性痢疾。炎性息肉没有恶变倾向,但是,对溃疡性结肠炎患者,可以有某些部位的异型性改变或恶性变同时存在。

1.假息肉病

假息肉病主要发生于慢性溃疡性结肠炎或克罗恩病,由于慢性炎症刺激,形成多发性肉芽肿。在其形成的早期,如炎症能获控制,肉芽肿有可能随之消失。但如慢性炎症不能得到有效的控制,而呈持久的慢性刺激,肉芽肿就有恶变的可能。癌变率与病程长短往往呈正相关。病程超过 30 年时癌变率高达 13%～

15％。慢性溃疡性结肠炎具有极高的癌变率，是公认的癌前病变之一。因此，对这些假息肉病应慎重处理。

2.炎性息肉

炎性息肉通常是由单发的非特异性炎症所引起的单一性肿块，组织结构与上述相同，但不会癌变。往往炎症消退后，息肉可自行消失。

3.血吸虫性息肉

在慢性血吸虫病时，大肠黏膜下常有血吸虫卵沉着，其周围伴纤维组织增生，或形成虫卵结节。当虫卵多时，固有膜内亦可有虫卵沉着，并破坏腺管和引起增生。一般血吸虫卵结节体积不大，呈小球状或条索状，并常呈簇状分布，外观中央呈橘黄色，周围呈灰白色。在长期慢性、反复感染的病例，这类息肉可进一步发展成炎性肉芽肿，具有很大癌变倾向，也是一种癌前病变。

4.良性淋巴样息肉

直肠具有丰富的淋巴组织，在肠道炎症时，直肠黏膜下的淋巴滤泡即可增生并形成息肉而突入肠腔。因此，所谓息肉实质上是增生的、高度活跃的淋巴样组织。细胞分化成熟，其上覆盖有正常的直肠黏膜上皮，是一种良性病变，应与恶性淋巴瘤区分。因为本病不会恶变，无须做肠断切除。

(三)错构瘤性息肉

幼年性息肉是一种错构瘤，属大肠黏膜上皮的错构瘤，又称先天性息肉，主要发生于儿童，以 10 岁以下多见，尤以 5 岁左右为最多。息肉好发于直肠和乙状结肠，多数发生在距肛缘 5 cm 以内的直肠内。

息肉多呈圆球形或椭圆形，鲜红、粉红或暗红色，表面光滑，如继发感染可呈现粗糙颗粒状或分叶状。其大小平均 1 cm 左右，多数有蒂。组织学上息肉蒂为正常结直肠黏膜，当形成息肉时，结直肠黏膜上皮即转为慢性肉芽组织，由大量结缔组织、血管组织、单核细胞和嗜酸性粒细胞浸润，其中还有许多黏液腺增生和含有黏液囊肿组成。因此，组织学上这不是肿瘤，也不属肿瘤性质，而是正常组织的异常组合，故称为错构瘤。

关于错构瘤形成的机制尚不清楚。有人认为其发生与黏膜慢性炎症、腺管阻塞、黏液滞留相关，故又有滞留性息肉之名。肠道错构瘤有恶变可能。为进行组织学检查和去除症状，应当切除。多数可以经内镜切除，需特别小心将其富含血管的蒂处理好。在直肠下端或从肛门脱垂出的病变可以经肛门切除。切除后复发非常少见。

(四)增生性息肉

增生性息肉是在结肠和直肠内发现的最常见的非肿瘤性息肉,常常是多发的,多无蒂,直径多小于5 mm;大于 10 mm 的增生性息肉非常罕见。在无症状患者的结肠镜检查中,可以发现增生性息肉约占 10%。这些病变一般可以保持大小不变和无症状。然而,由于它们从外表与肿瘤性息肉不能区分,因此常常将其切除并做活检。

组织学方面,增生性息肉表现为黏膜隐窝拉长的正常乳头状的表现。没有细胞异型表现。隐窝基底可见有丝分裂,表现为正常的成熟过程。其发生机制尚不清楚,可能与正常细胞在成熟过程中未脱落有关,演变成了一大的增生区。对这些病变不需要特殊的治疗。仅仅有增生性息肉存在也不需要进行结肠镜随访。

五、临床表现

大多数息肉并无任何自觉症状,而在纤维结肠镜检查或 X 线钡剂灌肠造影时无意中发现。大肠息肉约半数无临床症状,仅当发生并发症时才被发现,其表现为:①肠道刺激症状,腹泻或排便次数增多,继发感染者可出现黏液脓血便。②便血可因部位及出血量而表现不一,高位者粪便中混有血,直肠下段者粪便表面附有血,出血量多者为鲜血或血凝块。③肠梗阻及肠套叠,以盲肠息肉多见。④位于直肠内较大的有蒂息肉可随排便脱出肛门外,甚至需反复手法帮助回纳。偶尔,蒂细长的息肉可发生蒂部扭转,坏死而自行脱落。

炎性息肉主要表现为原发疾病如溃疡性结肠炎、肠结核、克罗恩病及血吸虫病等的症状,炎性息肉乃原发疾病的表现之一。

六、诊断

发生在直肠中下段的息肉,直肠指检可以触及,发生在乙状结肠镜能达到的范围内者,也易确诊,但国内已较少开展这种简便、经济的乙状结肠镜检查方法,这可能与当前社会的医患关系紧张、恐漏诊引起纠纷有关。位于乙状结肠以上的息肉需做钡剂灌肠气钡双重对比造影,或纤维结肠镜检查确认。结直肠息肉明确诊断并无困难,重要的是应认识结直肠腺瘤呈多发性者及与癌肿并存者并不少见,临床检查时切勿因在某一段结肠或直肠内发现病变后,忽视全面的结肠检查。

结直肠腺瘤性息肉被认为是结直肠癌的癌前病变,但并非所有腺瘤都会癌变。一般认为腺瘤的大小对癌变的可能性具有很大影响。<1.0 cm 的腺瘤未见

有发生浸润性癌者,>1.0 cm 者癌变机会增大,1～2 cm 腺瘤的癌变率在 10％左右,>2 cm 腺瘤的癌变率可高达 50％。息肉数目越多,越密布,癌变率越高。有文献认为,多发性息肉患者体内可能存在基因突变,因此,即使息肉切除仍易癌变。统计表明,息肉数目少于 3 枚,癌变率为 12％～29％;等于或超过 3 枚,癌变率增至 66.7％。腺瘤中绒毛状成分的多少对确定癌变的可能性则是另一个重要因素。绒毛状腺瘤的癌变率明显高于管状腺瘤,绒毛状管状腺瘤(混合腺瘤)的恶变率则居于两者之间。另一个因素是腺瘤的形态,广基腺瘤的癌变率比有蒂腺瘤高,而且广基腺瘤发展为浸润型癌的机会也比有蒂腺瘤大,因为有蒂腺瘤癌变罕有侵入其蒂部者。

七、治疗

肠镜下息肉电切术安全、有效、简单,已经基本取代了传统的开腹手术。其中高频电息肉切除术是最成熟也是最普及的肠镜治疗方法,还可以选择行内镜下黏膜切除术或内镜下黏膜剥离术。腺瘤肠镜下治疗的关键是保证治疗的彻底性。对于广基或巨大息肉,有条件的单位可以双镜联合(内镜与腹腔镜)行息肉切除,以保证切除彻底性并减少并发症。术后应行全瘤病理检查并特别注意观察标本边缘有无癌组织浸润。对腺瘤癌变的处理应根据癌变浸润深度和腺瘤部位来决定,凡符合下列情况者应追加外科根治性切除术:①腺瘤基底部发生癌变已浸润至黏膜下层者。②癌细胞分化程度包括低分化与未分化癌。③癌细胞已浸润淋巴管、血管、神经周围或血管内发现癌栓。④切缘有癌组织。

如息肉位于腹膜反折下直肠内时(距肛缘 6～8 cm 内,直肠指检可触及范围内),可经肛门直视下予以局部切除。对位于黏膜内的局灶性癌或原位癌,局部切除已经足够。黏膜下癌则在局部切除后可加做术后辅助性放疗,对已经浸润至肌层的病例,则应追加根治性经腹直肠切除术。对位于腹膜反折以上直肠或结肠内的广基腺瘤癌变,因为不涉及切除肛门和永久性结肠造口的问题,多以经腹病变肠段切除为首选。现在有条件的医院对距肛缘 16 cm 以内的适合局部切除的肿瘤可采用经肛内镜显微手术(TEM)。

八、随访

由于腺瘤性息肉具有复发和恶变的潜能,息肉切除术后必须进行结肠镜随访。腺瘤性息肉术后的复发往往与腺瘤的数目、大小、病理类型及不典型增生程度相关。息肉数目>3 个、直径≥10 mm、绒毛状结构、重度不典型增生是息肉复发和癌变的高危因素。对已经进行了结肠镜下腺瘤切除的患者进行随访要遵循个体化的原则。息肉进行内镜下切除后,在 3~6 个月内要进行结肠镜随访检查,以确保切除干净。所有残留的息肉应当切除,同时再随访 3~6 个月。在经过 2~3 次随访后,仍没有切除干净的患者,多数应行手术切除。在完全切除后,多数患者应在 1~3 年后重复结肠镜检查。随访中没有发现异常的患者可以自此每 5 年检查一次。

第四节　结直肠肛管异物

　　结直肠肛管异物是指各种原因进入到结肠、直肠肛管的外来物。曾经属于急诊科不常见的临床问题,随着现代社会开放程度的增加,其发病率正在逐渐增高,一般男性占多数,男女比例为(17~37):1,年龄主要在 20~50 岁。根据异物与乙状结肠的关系,可有高位异物和低位异物之分;根据是否涉及性行为,又可分为性相关异物和非性相关异物。

一、异物分类/途径

　　结直肠肛管异物根据其数量、大小、类型、形态、位置的不同差异很大,包括陶瓷制品,情趣用品如振动棒、人造阴茎,玻璃制品如酒瓶、玻璃杯、电灯泡、试管,日用品如肥皂盒、电筒、钥匙,食物如苹果、胡萝卜。一般分为两类,一类是经口进入,多数因饮食不小心进入消化道,大部分能够通过顺利通过幽门、十二指肠、回盲部、结肠肝曲、结肠脾曲等病理生理狭窄或弯曲而自行排出,文献报道异物直径 5 cm 以下或长度 12 cm 以下能够自行排出体外;少数锋利和尖锐物体可滞留于消化道,引起穿孔、腹膜炎等并发症。另一类是经肛门进入,这类异物原因多种,主要是性活动或性攻击,也可由意外伤害、医源性等引起,异物引起肛门疼痛及局部炎症,使得肛门括约肌痉挛,常导致异物能够进入肛门而不能自行排出,这时常常需要内镜,甚至外科手术取出。异物可通过多种途径进入到结直肠肛管。

(一)性活动或性攻击

　　性活动或性攻击为常见进入途径。其中性活动占 75%~78%,性攻击占10.0%~12.5%。患者病史中近期有特殊的性行为或受过性侵害。

(二)口腔意外吞入

口腔意外吞入的异物包括动物骨头、义齿、牙具、口腔器械等,常因意外进入体内,醉酒、异食症及精神障碍或自杀倾向者等亦是重要原因。异物经全消化道进入到结直肠肛管,大多数圆钝的小型异物可自行排出。形状不规则、带有钩刺的异物不易排出,尖锐的异物即使到达直肠后,也常由于刺激肛门括约肌的收缩,难以排出体外,可引起穿孔、出血、脓肿,甚至腹膜炎等并发症。

(三)穿刺伤

患者因高处坠落尖锐物体刺入盆腔,合并多处脏器损伤,常需急诊手术处理。也有患者因交通意外、建筑工地意外等引起异物进入而导致损伤。

(四)医源性

医务人员操作结直肠镜时活检器械掉入肠腔,灌肠接头滞留,外科手术滞留异物等也可引起感染致异物进入肠腔。

(五)违法藏匿

走私犯为躲避检查把毒品藏匿于直肠肛管内,监狱囚犯为越狱或自保而藏匿刀枪、匕首等。

(六)邻近器官移行

很少见。体内邻近器官的器械或异物移行至结直肠肛门,形成异物,如子宫内避孕器械穿入盆腔并可刺入直肠。

另外,根据异物进入肠道是否为意志支配可分为:①无意识的进入,或称意外进入。主要通过口腔进入,见于儿童游戏或进食时异物意外进入,老年人义齿脱落,口腔牙具意外掉入等。②有意识的进入。见于性虐者、同性恋、精神障碍者、监狱囚犯、自杀倾向者、药物或酒精滥用者等,也有恶作剧引起的。

二、临床表现

临床症状因异物的大小、滞留时间和部位及引起的损伤而不同,多表现为便秘、下腹部及肛周不适、肛门出血,部分患者因"期待疗法"失败后无症状求诊。少数患者也会因异物导致的并发症求诊:异物导致肠道急性穿孔后可有发热、腹痛明显;异物导致慢性穿孔可形成腹腔脓肿,引起长期低热;异物嵌顿于肠管后可使肠壁缺血坏死,引起便血、腹痛加剧;大体积异物引起机械性肠梗阻可表现为下腹阵发性绞痛。

三、诊断

对多数结直肠肛管异物而言,诊断并不困难,结合病史、查体及检查一般能够诊断。

(一)病史

追问病史常常能够帮助诊断,但有意识放入异物的患者常因尴尬或者害羞隐瞒或编造病情,增加诊断难度。

(二)查体

仔细的腹部查体对于并发症的诊断有明显帮助,直肠指检作为常规体格检查,有利于诊断低位异物,直接了解异物的大小、形状、性质及与直肠肛管的关系。

(三)腹部 X 线片及 CT

X 线片及 CT 对于考虑结直肠肛管异物患者常规行平卧位、腹部站立位 X 线片,尤其对于直肠指检不能扪及的高位异物,诊断价值较大,对怀疑穿孔的患者站立位 X 线片可以排除是否有膈下积气。怀疑并发症如腹膜炎、腹盆腔脓肿、肠梗阻患者应行腹部 CT。

(四)内镜检查

肛门镜和结直肠镜不仅可以明确异物的性质、数量、位置,还能帮助直接取出异物。

(五)B 超

腹部及肛周 B 超对 X 线片阴性的非金属异物有一定的诊断意义。超声探头可经肛门进入直肠直接探查,也可从肛周探查低位异物。

另外,对怀疑违法私藏毒品患者应行血清毒理学检验。

四、并发症

结直肠肛管异物较少引起并发症,有报道直肠异物发生损伤率小于 5%。常见的并发症包括肠道黏膜撕裂伤,穿孔,肠梗阻,腹膜炎,腹腔脓肿,严重时可出现感染性休克。有报道牙签引起穿孔,并可进一步导致如瘘管、输尿管梗阻、化脓性肾盂肾炎、动脉-肠瘘等少见并发症,甚至可导致细菌性心内膜炎。

五、治疗

异物的取出关键在于医师对异物性质、滞留位置和时间及并发症的综合评价,患者就诊时合并感染表现者常需要外科手术干预,高位异物需手术干预的可能性是低位异物的 2.5 倍。对于不同异物应采取的取出方式也变化很大:玻璃瓶如电灯泡取出时应避免破碎引起肠道损伤,钩、刺、匕首等尖锐异物应注意再次引起医源性损伤。常见的异物取出方式包括以下几种。

(一)自然排出

患者无明显临床症状,经直肠镜或 X 线片已明确为圆钝、规则、小体积异物时可考虑等待观察,观察每次大便是否伴有异物排出。可进食高纤维素的食物促进肠道蠕动,加速异物排出。期间如果出现临床症状或观察时间超过 1 周,则需要停止观察,进一步取出异物。

(二)内镜下取物

自然排出失败后可考虑采用结直肠镜进行取出,大多数异物可通过此法取出,尤其对于高位异物更能够体现优势,常采用的抓取工具包括活检钳、异物钳、圈套器。操作前常规灌肠可保持取物时视野清楚。对于较难配合者可考虑适当使用麻醉,松弛肛门括约肌。

(三)经肛门取物

异物位于低位时可考虑使用此法。一般借助肛门镜或阴道窥镜直视下采用卵圆钳、产钳或其他妇产科器械取出异物,操作前注意肛门括约肌的局部麻醉,取物过程注意避免直肠黏膜及肛门括约肌损伤。

(四)全麻下剖腹探查

多数患者能够通过非手术方式取出异物,少数患者(一般小于 10%)因异物较大、不规则难于从肛门取出。对于合并有穿孔、出血、腹膜炎等并发症者,应尽早剖腹探查手术,术中未见穿孔者可向下推挤异物经肛门取出,不能取出者则行肠管切开取物。术中有时需要联合结直肠镜寻找异物。少数患者一般情况差,感染严重者可行 Hartmann's 手术。

(五)其他特殊方法

有经验的医务人员常采用临床中的非常规器械经肛取出异物,无齿镊子、球囊、带窗无创钳、肝牵开器等都有报道用于特殊异物的取出。

经直肠异物取出后可复查结肠镜或腹部 X 线片,进一步确认是否有异物残留及是否存在黏膜撕裂、穿孔、出血等。精神障碍者、自杀倾向者都应建议进一步心理卫生治疗。肛门括约肌受损的患者建议至少随访 3 个月。

结直肠肛管异物处理具体流程可参见图 5-7。

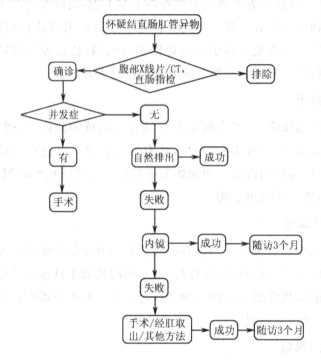

图 5-7 结直肠肛管异物处理流程

第六章　肝脏疾病

第一节　门静脉高压症

一、临床表现

门静脉高压症可发生于任何年龄,见于 30~60 岁的中年男性。病因中以慢性肝炎为最常见,在我国占 80% 以上,其他病因有血吸虫病、长期酗酒、药物中毒、自身免疫性疾病和先天异常等。其临床表现包括两方面:一是原发疾病本身如慢性肝炎、肝硬化或血吸虫病引起的虚弱乏力、食欲缺乏、嗜睡等;另一类是门静脉高压症所引起的,如脾大和脾功能亢进、呕血黑便及腹水等。

(一)症状

1.脾大和脾功能亢进

所有门静脉高压症患者都有不同程度的脾大。体检时,多数可在肋缘下扪及脾脏,严重者脾下极可达脐水平以下。随着病情进展,患者均伴有脾功能亢进症状,出现反复感染、牙龈及鼻出血、皮下瘀点、瘀斑、女性月经过多和头晕乏力等症状。

2.黑便和/或呕血

所有患者均有食管-胃底静脉曲张,其中 50%~60% 可在一定诱因下发生静脉曲张破裂出血。诱因有胃酸反流、机械性损伤和腹压增加。出血的表现形式可以是黑便、柏油样便,也可以是呕血伴黑便,这与出血量和出血速度相关。如出血量大、速度快,大量血液来不及从胃排空,即可发生呕血伴黑便,出血量特大时,可呕吐鲜血伴血块,稀血便也呈暗红色。少量的出血可以通过胃肠道排出而仅表现为黑便。由于食管胃底交通支特殊的位置和组织结构,以及肝功能损害使凝血酶原合成障碍,脾功能亢进使血小板计数减少,因此出血自止困难。

出血早期可出现脉搏加快、血压下降等血容量不足的表现,如不采取措施或者出血速度极快,患者很快就进入休克状态。组织灌注不足、缺氧等可使肝功能进一步损害,最终导致肝性脑病。据冷希圣统计,上消化道大出血是门静脉高压症死亡的主要原因之一,占42%。首次大出血的死亡率为19.3%,再次出血的死亡率为58%。而一旦发生出血,则1年内再出血率可达70%,2年内接近100%。

3.腹水

1/3患者有腹水。腹水的产生往往提示肝功能失代偿,出血、感染和手术创伤可以加重腹水。少量腹水时患者可以没有症状,大量腹水时患者出现腹胀、气急、下肢水肿和尿少等症状,合并感染时会出现腹膜炎征象。如果通过保肝、利尿和休养等措施使腹水得以消退,说明肝功能有部分代偿能力。有些患者的腹水治疗后亦难消退,即所谓难治性腹水,提示预后不佳。

(二)体征

患者一般营养不良,可有慢性肝病的征象如面色晦暗、巩膜黄染、肝掌、蜘蛛痣、男性乳房发育和睾丸萎缩。腹部检查可见前腹壁曲张静脉,程度不一,严重者呈蚯蚓样,俗称"水蛇头"。肝右叶不肿大,肝左叶可在剑突下扪及,质地硬,边缘锐利,形态不规则。脾大超过左肋缘,严重者可达脐下。肝浊音界缩小,移动性浊音阳性。部分患者下肢有指压性水肿。

二、检查

(一)实验室检查

1.血常规

脾功能亢进时全血细胞计数均减少,其中白细胞和血小板计数下降最早,程度重。前者可降至$3 \times 10^9/L$以下,后者可降至$30 \times 10^9/L$以下。红细胞计数减少往往出现较晚,程度较轻。

2.肝功能

门静脉高压症患者的肝功能均有不同程度异常,表现为总胆红素升高,清蛋白降低,球蛋白升高,清蛋白/球蛋白比例倒置,凝血酶原时间延长,转氨酶升高等。肝炎后和酒精性肝硬化的肝功能异常往往比血吸虫性肝硬化严重。

3.免疫学检查

肝硬化时血清IgG、IgA、IgM均可升高,一般以IgG升高为最显著,可有非特异性自身抗体,如抗核抗体、抗平滑肌抗体等。乙肝患者的乙肝病毒标记可阳性,同时应检测 HBsAg、HbcAb IgM 和 IgG、HbeAg、HbeAb 和 HBV-DNA,了解有无病毒复制。丙肝患者的抗 HCV 抗体阳性。乙肝合并丁肝患者抗 HDV阳性。

肝活检虽然可以明确肝硬化的病因和程度,肝炎的活动性,但是无法了解门静脉高压症的严重程度,而且可能引起出血、胆漏,存在一定的风险,应该慎用。

(二)特殊检查

1.食管吞钡 X 线检查

钡剂充盈时,曲张静脉使食管轮廓呈虫蚀状改变;排空时,曲张静脉表现为蚯蚓样或串珠样负影。此项检查简便而安全,容易被患者接受。但是它仅能显示曲张静脉的部位和程度,无法判断出血的部位,对上消化道出血的鉴别诊断有一定的局限性。

2.内镜检查

内镜已经广泛应用于食管静脉曲张检查,基本取代吞钡 X 线检查,成为首选。过去认为内镜检查容易引起机械性损伤,诱发曲张静脉破裂出血。随着内镜器械的更新换代和操作技术的熟练,对有经验的内镜医师而言这种风险已经很小。内镜检查可观察食管胃底曲张静脉的范围、大小和数目,观察曲张静脉表面黏膜有无红色条纹、樱红色斑或血泡样斑,这些改变统称为红色征,红色征往往预示着患者出血的风险明显加大。急症情况下内镜可清楚、直观地观察出血部位,有条件时,可对曲张静脉进行硬化剂注射或者套扎。同时,内镜可深入胃十二指肠,了解有无出血病灶,有很好的鉴别诊断价值。

3.腹部超声检查

B 超可以显示肝的大小、密度、质地及有无占位,脾脏大小,腹水量。彩色多普勒超声可以显示门静脉系统血管的直径、血流量、血流方向、有无血栓及侧支血管开放程度。

4.磁共振门静脉系统成像(MRA)检查

可以整体地三维显示肝血管系统、门静脉系统、侧支血管分布位置、肾血管及肾功能状态,具有无创、快捷、准确和直观等优点,对门静脉高压症的手术决策有重要的指导作用。MRA 结合多普勒超声已经成为门静脉高压症的术前常规检查项目。

5.CT 检查

CT 结合超声检查可以了解肝体积、密度及质地,腹水量,有助于判断患者对手术的耐受力和预后,但更重要的是排除可能同时存在的原发性肝癌。

三、诊断

详细询问病史以了解病因。例如,有无血吸虫病、病毒性肝炎、酗酒或者药物中毒等引起肝硬化的病史;有无腹部外伤、手术、感染或者晚期肿瘤等可能引起门静脉炎症、栓塞或外在压迫的因素。询问上消化道出血的情况,主要是出血的时间、程度、次数、频度和治疗措施。有无输血史。了解有无脾功能亢进的表现,如贫血、经常感冒、牙龈和皮下出血、月经量多等。了解是否有过腹水的表现,如腹胀、食欲缺乏、乏力和下肢水肿等。

体检时注意营养状况,有无贫血貌、黄疸、肝掌、蜘蛛痣、腹壁脐周静脉曲张、肝大、脾大及腹水等。

对于血常规变化不完全符合脾功能亢进者,必要时需行骨髓穿刺涂片检查,以除外骨髓造血功能障碍。按照 Child 标准或者国内标准对肝功能检查指标进行分级,以评价患者的肝功能储备。病原学检查时应同时检测甲胎蛋白以除外伴发肝癌的可能。

影像学检查可显示肝、脾、门静脉系统的改变,内镜检查可显示食管胃底曲张静脉的情况,两者结合可为门静脉高压症提供三维图像。这既有助于明确诊断,又可为制订治疗方案提供参考。

如有典型的病史,结合实验室检查、影像学检查和内镜检查,门静脉高压症的诊断均可确立。

四、鉴别诊断

(一)上消化道出血

凡遇急性上消化道出血患者,首先要鉴别出血的原因及部位,除了曲张静脉破裂出血以外,常见原因还有胃癌和胃十二指肠溃疡。

从病史上分析,胃癌好发于老年患者,多数有较长时间的中上腹隐痛不适、食欲缺乏、呕吐和消瘦。门静脉高压症好发于中年患者,有较长的肝炎、血吸虫病或者酗酒病史,表现为面色晦暗、肝掌、蜘蛛痣、腹壁静脉曲张、脾大和腹水。溃疡病好发于青年患者,季节变化易发,多数有空腹痛、嗳气和反酸等典型症状。从出血方式和量上分析,溃疡病和胃癌的出血量少,速度慢,以黑便为主,药物治疗有效。曲张静脉破裂的出血量大,速度快,以呕吐鲜血为主,同时伴有暗红色血便,药物治疗往往无效。

内镜检查对于急性上消化道出血的鉴别诊断很有价值,它既能及时地查明出血部位,进而明确出血原因,也能做应急止血治疗。值得注意的是,在门静脉高压症伴上消化道出血的患者中,有 25% 不是因为曲张静脉破裂,而是门静脉高压性胃黏膜病变(PHG)或者胃溃疡。这些患者常合并有反流性胃炎,同时胃黏膜淤血、缺氧,从而导致胃黏膜糜烂出血。

如果情况不允许做内镜检查,可采用双气囊三腔管压迫法来帮助鉴别诊断。如经气囊填塞压迫后出血停止,胃管吸引液中不再有新鲜血液,可确定为食管胃底曲张静脉破裂出血。三腔管压迫同时也可用来暂时止血,避免患者失血过多,为下一步治疗争取时间。

(二)脾大和脾功能亢进

许多血液系统疾病也可能有脾大、周围血全血细胞计数减少等情况,但这些患者无肝炎病史,肝功能正常,内镜和影像学检查也没有门静脉压力增高的征象,一般容易鉴别。鉴别困难时可行骨髓穿刺涂片或活检。

(三)腹水

肝硬化腹水需要与肝静脉阻塞综合征、缩窄性心包炎、恶性肿瘤及腹腔炎症(特别是结核性腹膜炎)引起的腹水做鉴别。除了典型的病史和体征以外,影像学检查是很好的鉴别方法。绝大多数可借此得到明确的诊断。如果怀疑是恶性肿瘤和炎症引起的腹水,还可通过腹腔穿刺抽液来获得直接证据。

五、治疗

肝硬化的病理过程被认为通常是不可逆的,由肝硬化引起的门静脉高压症也是无法彻底治愈的。外科治疗只是针对其所引起的继发症状,如食管-胃底静脉曲张、脾大和脾功能亢进、腹水而进行。其中又以防治食管胃底曲张静脉破裂出血为最主要的任务,目的是为了暂时挽救患者的生命,延缓肝功能的衰竭。

根据食管胃底曲张静脉破裂出血的自然病程,预防和控制上消化道出血的治疗包括 3 个方面:①预防首次出血,即初级预防;②控制活动性急性出血;③预防再出血,后两项称为次级预防。

(一)预防首次出血

药物是预防曲张静脉出血的重要方法。首选非选择性 β 受体阻滞剂,如普萘洛尔、纳多洛尔及噻吗洛尔等,这类药物的作用机制:①通过 β_1 受体阻滞减少心排血量,反射性引起脾动脉收缩,减少门静脉血流量;②通过 β_2 受体阻滞,促进内脏动脉收缩,减少门静脉血流量;③直接作用于门静脉侧支循环,降低食管、胃区域的血流量。研究证实给予足量非选择性 β 受体阻滞剂后门静脉压力可降低

20%~30%,奇静脉压力可降低 30%,首次出血的相对风险降低 45%~50%,绝对风险降低 10%。目前临床常用的是普萘洛尔(心得安),10~20 mg,1 天 2 次,每隔 1~3 天增加原剂量的 50%使之达到有效浓度。目标是使静息时心率下降到基础心率的 75%或维持 50~60 次/分,然后维持治疗至少 1 个月。可长期用药,根据心率调整剂量。普萘洛尔的禁忌证包括窦性心动过缓、支气管哮喘、慢性阻塞性肺疾病、心力衰竭、低血压、房室传导阻滞及 1 型糖尿病等。

扩血管药物如硝酸酯类也能降低门静脉和侧支循环的阻力,从而降低门静脉压力。但没有证据表明其在降低首次出血发生率和死亡率方面的优势。所以,目前不主张单独或联合使用硝酸酯类药物来预防首次出血。

内镜治疗也可以用于预防首次出血。相比硬化剂治疗,套扎治疗根除曲张静脉快,并发症少,疗效优于药物治疗,因此可推荐使用。

是否需要行手术以预防首次出血,目前还存在争议。大量统计数据表明,肝硬化患者中约有 40%存在食管-胃底静脉曲张,而其中 50%~60%可能并发大出血。这说明有食管-胃底静脉曲张的患者不一定会发生大出血。临床上还看到,部分从未出血的患者在预防性手术后反而发生出血。另外,肝炎后肝硬化患者的肝功能损害都比较严重,手术也会给他们带来额外负担,因此一般不主张做预防性手术。

(二)控制活动性急性出血

食管胃底曲张静脉破裂出血的特点是来势迅猛,出血量大,如不及时治疗很快就会危及生命。因此,处理一定要争分夺秒,不一定非要等待诊断明确。

1.初步处理

初步处理包括维持循环、呼吸功能和护肝疗法 3 个方面。在严密监测血压、脉搏和呼吸的同时,应立即补液、输血,防止休克。如果收缩压低于 10.7 kPa(80 mmHg),估计失血量已达 800 mL 以上,应快速输血。补液、输血时应该注意:①切忌过量输血,由于肝硬化患者均存在水钠潴留,血浆容量比正常人高,过多的输注反而会导致门静脉压力增高而再出血。因此,在补充丧失量时只需维持有效循环或使血细胞比容维持在 30%即可。②以输注 24 小时内新鲜血为宜,由于肝硬化患者缺乏凝血因子并伴有纤溶系统异常,血小板计数也明显减少,大量输注库存血会加重凝血功能障碍。另外,肝硬化患者红细胞内缺乏具有将氧转运到组织能力的 2,3-双磷酸甘油酸,而库存血中此物质也呈进行性降低,因此新鲜血不但能纠正凝血功能障碍,而且还能改善组织的氧供。如果无条件输注新鲜血,可在输血的同时加输适量新鲜血浆及血小板。③避免或少用含盐溶液,因为肝硬化患者存在高醛固酮血症,水钠潴留,含盐溶液会促进腹水的形成。

出血时应维持呼吸道的通畅,给氧。有大量呕血时应让患者头侧转,防止误吸导致窒息。年老体弱、病情危重者可考虑呼吸机维持呼吸。

出血时应给予护肝药物,改善肝功能。忌用任何对肝肾有损害的药物,如镇静药、氨基糖苷类抗生素。出血时容易并发肝性脑病,原因有血氨升高、脑缺氧、低钾血症和过量使用镇静药等,而血氨升高是主要原因。因此,预防肝性脑病除了积极改善肝血供以外,可给予高浓度葡萄糖液和大量维生素,必要时还可加用脱氨药物如乙酰谷氨酰胺与谷氨酸盐,以及左旋多巴(对抗假性神经递质制剂)。支链氨基酸对维持营养和防治肝性脑病有重要价值。同时清除肠道内积血。为抑制肠道细菌繁殖以减少氨的形成和吸收,可经胃管或三腔管用低温盐水灌洗胃腔内积血。然后用50%硫酸镁60 mL加新霉素4 g由胃管内注入,亦可口服10%甘露醇溶液导泻或盐水溶液灌肠。忌用肥皂水灌肠,因碱性环境有利于氨的吸收,易诱发肝性脑病。半乳糖苷-果糖口服或灌肠也可减少氨的吸收,还可以促进肠蠕动,加快肠道积血的排出。

由于呕吐(吐血)、胃肠减压及冲洗,患者容易出现低钾血症和代谢性碱中毒。使用利尿剂也可增加尿钾的丢失,加重碱中毒。两者共同作用既可以阻碍氧向组织中释放,又可增加氨通过血-脑屏障的能力,加重肝功能的损害,诱发肝性脑病。因此,应密切监测血气分析和电解质,及时纠正低钾血症和代谢性碱中毒。

2.止血治疗

(1)药物止血:门静脉压力的高低取决于门静脉血流量的多少,以及肝内和门体间侧支循环的压力高低这两个因素。门静脉血流量取决于心排血量和内脏小动脉的张力。血管收缩剂和血管扩张剂是经常使用的两类止血药物,前者选择性作用于内脏血管床,通过减少门静脉血流量直接降低门静脉压力,而后者是通过减小门静脉和肝血窦的阻力来降低门静脉压力,两类药物联合应用可以最大限度地达到降压的目的。

1)特利升压素是人工合成的赖氨酸血管升压素,具有双重效应:即刻发挥缩血管作用,然后其末端甘氨酰基脱落,转化为血管升压素继续发挥晚发的缩血管效应。因此它的生物活性更持久,且因为对平滑肌无作用而使全身反应较轻,临床推荐为一线使用。特利升压素的标准给药方式为最初24小时用2 mg,每4小时静脉注射1次,随后24小时用1 mg,每4小时静脉注射1次。

2)血管升压素:为半衰期很短的肽类,具有强烈的收缩内脏血管、减少心排血量、减慢心率、减少门静脉血流量及降低肝静脉楔压的作用。常用剂量:以5%葡萄糖将药物稀释成 $0.1\sim0.3$ U/mL,用 0.4 U/min 速度进行外周静脉滴注,并维持 24 小时。若有效,第 2 天减半用量,第 3 天用 1/4 剂量。此药最严重的并发症为脑血管意外、下肢及心肌缺血,因此不作为一线治疗。使用时应同时静脉滴注硝酸甘油($10\sim50$ $\mu g/min$),这样不仅可消除对心肌的不良反应,而且可使门静脉压力下降更明显。另外,血管升压素还具有抗利尿激素作用,可导致稀释性低钠血症、尿少及腹绞痛,使用时应注意。

3)生长抑素:天然的生长抑素为 14 肽,由下丘脑的正中隆起和胰岛的 α 细胞合成和分泌。除了具有调节内分泌激素的作用外,还具有血管活性作用,故可用于急性出血的治疗。生长抑素可选择性地减少内脏尤其是肝的血流量,因此具有降低门静脉压力和减少侧支循环血流量的作用。同时对全身其他部位血管没有影响,心搏出量和血压不会改变。生长抑素在肝代谢,其半衰期非常短,正常人仅 $2\sim3$ 分钟,肝硬化者为 $3.0\sim4.8$ 分钟。所以需要不间断静脉滴注。用法为首剂 250 μg 静脉推注,继以 250 $\mu g/h$ 持续静脉滴注,必要时可将剂量加倍。有证据表明双倍剂量的效果优于标准剂量。人工合成的 8 肽生长抑素类似物——奥曲肽,其半衰期可达 $70\sim90$ 分钟,作用更强,持续时间更长。用法为首剂 100 μg 静脉推注,继以 $25\sim50$ $\mu g/h$ 持续静脉滴注。生长抑素应该在出血后尽早使用,一般维持 $3\sim5$ 天,短期内无效应考虑其他止血措施。

(2)三腔管止血:由于患者出血程度的减轻和药物控制出血的效率提高,真正需要使用三腔管来止血的患者明显减少,占 5%～10%。这项措施是过渡性的,目的就是暂时止血或减少出血量,为后续治疗赢得时间。它操作简便,不需要特殊设备,止血疗效确切,可以在大多数医院开展。现在最常用的是双气囊三腔管,胃气囊呈球形,容积 200 mL,用于压迫胃底及贲门以减少自胃向食管曲张静脉的血流,也能直接压迫胃底的曲张静脉。食管气囊呈椭圆形,容积 150 mL,用于直接压迫食管下段的曲张静脉。三腔管还有一腔通胃腔,经此腔可以行吸引、冲洗和注入药物、营养等治疗。三腔管主要用于下列情况:①药物治疗无效且无内镜治疗条件;②内镜治疗无效且无手术条件;③作为术前准备以减少失血量,改善患者情况的措施。首次使用三腔管止血的有效率达 80%,但拔管后再出血率为 21%～46%,且与肝功能代偿情况直接有关。再出血后再压迫的止血率仅为 60%,而第 2 次止血后再出血率为 40%。

应用三腔管的患者应安置在监护室里。放置前应做好解释工作,减轻患者的心理负担。放置时应该迅速、准确。放置后应让患者侧卧或头部侧转,便于吐出唾液。定时吸尽咽喉部分泌物,以防发生吸入性肺炎。三腔管放置后应做标记,严密观察,慎防气囊上滑堵塞咽喉引起窒息。注水及牵引力量要适度,一般牵引力为 250 g。放置期间应每隔 12 小时将气囊放空 10～20 分钟,以免压迫过久使食管胃底黏膜糜烂、坏死,甚至破裂。三腔管一般先放置 24 小时,如出血停止,可先排空食管气囊,再排空胃气囊,观察 12～24 小时。如又有出血可再向胃、食管气囊注水并牵引,如确已止血,可将管慢慢拉出,拔管前宜让患者口服适量液状石蜡。放置三腔管的时间不宜超过 3 天,如果仍有出血则三腔管压迫治疗无效,应考虑采取其他方法。三腔管的并发症发生率为 10%～20%,主要有鼻孔区压迫性坏死、吸入性肺炎、纵隔填塞、窒息、食管破裂等。已有致死性并发症的报道。

(3)内镜止血:急症内镜既可以明确或证实出血的部位,又可以进行止血治疗,是非手术止血中必不可少的、首选的方法。

1)硬化剂注射治疗(EST):经内镜将硬化剂注射到食管胃底的曲张静脉周围或血管腔内,既可栓塞或压迫曲张静脉而控制出血,又可保留其他高压的门静脉属支以维持肝的血供。常用硬化剂为 1% 乙氧硬化醇,每次注射 3～4 个点,每点 4～5 mL,快速推注。注射后局部变白,24 小时形成静脉血栓、局部坏死。7 天左右形成溃疡,1 个月左右纤维化。出血患者经药物或三腔管压迫初步奏效后 6～24 小时或止血后 1～5 天就可行 EST。初步止血成功后,需在 3 天或 1 周后重复注射。如经注射治疗后未再出血,亦应在半年至一年内再注射一次,以防血管再通而再次出血。EST 的急症止血率可达 90% 以上,但近期再出血率为 25%～30%。说明 EST 适用于急症止血,待出血停止后还应采用其他措施以防止再出血。EST 的并发症发生率为 9%,主要有胸痛、食管黏膜脱落、食管漏、食管狭窄、一过性菌血症、门静脉栓塞及肺栓塞等。

2)食管曲张静脉套扎治疗(EBL):在内镜下用橡皮圈套扎曲张静脉以达到止血的目的。其方法是在贲门上 5 cm 范围内套扎 6～8 个部位的曲张静脉。EBL 的急症止血率为 70%～96%,并发症发生率低于 EST,但再出血率高于 EST。

EST 和 EBL 不适合用于胃底曲张静脉破裂出血,因为胃底组织较薄,易致穿孔。

3)组织黏合剂注射治疗:组织黏合剂是一种合成胶,常用的是氰丙烯酸盐黏合剂。黏合剂一旦与弱碱性物质如水或者血液接触则迅速发生聚合反应,有使血管闭塞的效果。方法是将 1:1 的碘油和黏合剂混合液 1～2 mL 快速注入曲张静脉腔内,每次注射1~2点。注射后黏合剂立即闭塞血管,使血管发生炎症反应,最终纤维化,而黏合剂团块作为异物被自然排入胃腔,这一过程需1~12个月。此方法的急症止血率为97%,近期再出血率仅5%。并发症发生率为5.1%,主要有咳嗽、脾梗死、小支气管动脉栓塞、脓毒症、短暂偏瘫等。此方法可用于胃底曲张静脉破裂出血的治疗。

(4)介入治疗止血:介入治疗包括脾动脉部分栓塞术(PSE)、经皮肝食管胃底曲张静脉栓塞术(PTVE)和经颈静脉肝内门腔静脉分流术(TIPSS)。后两者可用于急症止血治疗。

PTVE:1974年由瑞典人Landerquist和Vang首先应用于临床。在局麻下经皮穿刺肝内门静脉,插入导管选择性地送入胃冠状静脉,注入栓塞剂堵塞曲张静脉可达到止血目的。常用栓塞剂有无水乙醇、吸收性明胶海绵和不锈钢圈等。这种方法适用于药物、三腔管和内镜治疗无效而肝功能严重失代偿的患者。PTVE的急症止血率为70%~95%,与内镜治疗相当。技术失败率为5%~30%。早期再出血率为20%~50%。并发症有腹腔内出血、血气胸和动脉栓塞(肺、脑、门静脉)等。由于PTVE不能降低门静脉压力,再出血率较高,故它只是一种暂时性的止血措施。待患者病情稳定、肝功能部分恢复后,还应该采取其他的治疗并预防再出血。

TIPSS:1988年由德国人Richter首先应用于临床。它是利用特殊的器械,通过颈静脉在肝内的肝静脉和门静脉之间建立起一个有效的分流通道,使一部分门静脉血不通过肝而直接进入体循环,从而降低门静脉压力,达到止血的目的。常用的金属内支架有Wallstent、Palmaz、Strecker-stent及国产内支架等。适应证:①肝移植患者在等待肝供体期间发生大出血;②非手术治疗无效而外科手术风险极大的出血患者;③外科手术后或内镜治疗后再出血的患者。如肝内外门静脉系统有血栓或闭塞则不适用。据资料报道,TIPSS术后门静脉主干压力可由3.9 kPa(29.3 mmHg)±0.3 kPa(2.4 mmHg)降至2.2 kPa(16.5 mmHg)±0.2 kPa(1.5 mmHg)。血流量可由13.5 cm/s±4.8 cm/s增至52.0 cm/s±14.5 cm/s。曲张静脉消失率为75%,急症止血率为88%,技术成功率为85%~96%。并发症有腹腔内出血、胆道损伤、肝功能损害、感染和肝性脑病等。TIPSS术后支架的高狭窄率和闭塞率是影响其中远期疗效的主要因素。6个月、12个月的严重狭窄或闭塞发生率分别为17%~50%、23%~87%。若能解决好这一问题,则TIPSS可能得到更广泛的应用。

(5)手术止血:如果选择适当,前述的几种治疗方法可使大多数患者出血停止或者减轻,顺利地度过出血的危险期,为下一步预防再出血治疗创造全身和局部条件。所以,目前多不主张在出血时行急诊手术。当然,如果经过 24～48 小时非手术治疗,出血仍未被控制,或虽一度停止又复发出血,此时过多的等待只会导致休克、肝功能恶化,丧失手术时机。因此,在这种情况下,只要患者肝功能尚可,如没有明显黄疸和肝性脑病,转氨酶正常,少量腹水,就应该积极地施行急症手术以挽救生命,手术方式以创伤小、时间短、止血效果确切的断流术为主。据资料报道断流术的急症止血率为 94.9%。

(三)预防再出血

如前所述,门静脉高压症患者一旦发生出血,1 年内再出血率可达 70%,2 年内接近 100%。每次出血都可加重肝功能损害,最终导致肝衰竭。所以,预防再出血不仅能及时挽救患者的生命,而且能阻止或延缓肝功能的恶化,所以是治疗过程中的重要措施。

1.内镜治疗

由于医疗技术和器械的进步,内镜已经成为预防再出血的重要手段。其优点是操作容易,创伤小,可重复使用,在一定时期内可降低再出血风险。缺点是曲张静脉复发率高,因此长期效果不甚理想。相比硬化剂注射,套扎术更加适合用于预防再出血。

2.药物治疗

β 受体阻滞剂是预防再出血的主要药物。与内镜相比,药物具有风险低、花费少的优点,但再出血率较高。因此,现在多数是将药物和内镜治疗联合应用。文献报道,套扎术联合 β 受体阻滞剂的疗效优于单独使用药物或内镜治疗的疗效。

3.介入治疗

脾动脉部分栓塞术(PSE)可以用于预防再出血。优点是创伤小、并发症少、适应证广,特别适用于年老体弱、肝功能严重衰竭无法耐受手术的患者。但是,PSE 降低门静脉压力的作用是短暂的,一般 3～4 天后就逐渐恢复到术前水平。因此其远期疗效不理想。而且脾动脉分支栓塞后,其所供应的脾组织发生缺血、坏死,继而与膈肌致密性粘连,侧支血管形成,增加以后脾切除术的难度。因此,对于以后可能手术治疗的患者来说,PSE 应当慎用。

经颈静脉肝内门腔静脉分流术(TIPSS)相当于外科分流手术,也可用于预防再出血。但是,TIPSS 术后的高狭窄率和闭塞率是影响其中长期效果的主要因素,所以目前主要应用于年老体弱、肝功能 Child C 级不适合手术,或者在等待肝移植期间有出血危险的患者。

4.手术治疗

虽然肝移植是治疗门静脉高压症的最好方法,但是由于供肝有限,治疗费用昂贵等原因,肝移植还难成为常规治疗手段。因此,传统的分流或断流手术在预防再出血中仍然占有重要地位。尽管手术也是一种治标不治本的方法,但相对于其他治疗手段来说,其预防再出血的长期效果仍有优势。

(1)手术时机:手术时机的选择非常重要,因为出血后患者的全身状况和肝功能都有不同程度的减退。表现为营养不良、贫血、黄疸、腹水和凝血功能障碍。过早手术不仅会使手术本身风险增加,而且会增加术后并发症发生率和死亡率。但是过长时间的准备可能会等来再次出血,从而错失手术时机。有上消化道大出血史的患者,只要肝功能条件允许,宜尽早手术。近期有大出血的患者,在积极护肝、控制门静脉压力的准备下,宜在 1 个月内择期手术。

(2)术式选择:以往的经验是根据肝功能 Child 分级来选择手术方式,对 A、B 级的患者,可选择行分流或断流术。对 C 级的患者应积极内科治疗,待恢复到 B 级时再手术,术式也宜选择断流术。若肝功能始终处于 C 级,则应放弃手术。但是肝功能 Child 分级体现的是肝功能储备,强调的是手术的耐受性,它没有考虑门静脉系统的血流动力学变化。

随着对门静脉系统血流动力学的认识加深,现在的个体化治疗是强调根据术前和/或术中获得的门静脉系统数据来选择手术方式。术前主要依靠影像学资料,其中最简便和常用的是磁共振门静脉系统成像(MRA)和彩超,从中可以估计门静脉血流量和血流方向,为术式的选择提供一定的参考:①如果门静脉为向肝血流且灌注接近正常,可行断流术;②如果门静脉为离肝血流,可行脾-肾静脉分流术、肠-腔静脉侧-侧或架桥分流术,不宜行断流术、肠-腔静脉端-侧分流术及远端脾-肾静脉分流术(Warren 术);③如果门静脉系统广泛血栓形成,则不宜行断流术或任何类型的分流术。术中插管直接测定门静脉压力是最简单、可靠的方法,比较脾切除前后的门静脉压力改变对选择术式、判断预后具有较强的指导意义。如果切脾后门静脉压力<0.35 kPa(35 mmH$_2$O),仅行断流术即可。如>0.35 kPa(35 mmH$_2$O),则宜在断流术基础上再加行分流术,如脾-肾或脾-腔静脉分流术。

(3)分流术:分流术是使门静脉系统的血流全部或部分不经过肝而流入体静脉系统,降低门静脉压力,从而达到止血的目的。分流术的种类很多,根据对门静脉血流的不同影响分为完全性、部分性和选择性 3 种。完全性分流有门-腔静脉分流术。部分性分流有脾-肾或脾-腔静脉分流术、肠-腔静脉分流术及限制性门-腔静脉分流术等。选择性分流有 Warren 术和冠-腔静脉分流术。这样的分类是有时限性的，如部分性分流随着时间的推移可转变为完全性分流，选择性分流到后期可能失去特性而成为完全性分流。血管吻合的方式也很多，有端-侧、侧-端、侧-侧和 H 架桥，主要根据手术类型、局部解剖条件和术者的经验来选择。许多分流式式由于操作复杂、并发症多和疗效不甚理想而已被淘汰，目前国内应用比较多的有脾-肾静脉分流术、脾-腔静脉分流术、肠-腔静脉侧-侧或 H 架桥分流术和 Warren 术。

脾-肾静脉分流术：1947 年由 Linton 首先应用于临床。方法就是脾切除后行脾静脉与左肾静脉端-侧吻合，使门静脉血通过肾静脉直接进入体循环。它的优点在于：①直接降低胃脾区静脉压力；②减少脾脏回血负荷，同时有效解除脾功能亢进症状；③维持一定的门静脉向肝血流，减少肝性脑病的发生；④脾静脉口径相对固定，不会随时间推移而明显扩张；⑤保留门静脉和肠系膜上静脉的完整性，留作以后手术备用。北京人民医院报道 140 例的术后再出血率为 2.7%，肝性脑病发生率为 3.8%，5、10 和 15 年生存率分别为 67.8%、52% 和 50%，总体疗效较好。适应证：肝功能 Child A、B 级，反复发生上消化道出血伴中度以上脾大和明显的脾功能亢进，食管胃底中重度静脉曲张，术中脾切除后门静脉压力 >3.4 kPa(35 cmH$_2$O)，脾静脉直径 >10 mm，左肾静脉直径 >8 mm，左肾功能良好。禁忌证：年龄 >60 岁，伴有严重的心、肺、肾等器官功能不全；肝功能 Child C 级；急性上消化道大出血；有食管-胃底静脉曲张，但无上消化道出血史；有胰腺炎史或脾静脉内血栓形成。

脾-腔静脉分流术：1961 年由麻田首先应用于临床，是脾-肾分流术的演变，适用于肥胖、肾静脉显露困难和肾有病变的患者。由于下腔静脉管壁厚、管径大，故无论是解剖还是血管吻合均较肾静脉容易。另外，下腔静脉血流量大，吻合口不易发生狭窄或血栓形成。其疗效优于脾-肾分流术，而肝性脑病发生率低于门-腔分流术。有学者报道 24 例的手术死亡率为 4.2%，无近期再出血。平均随访 18 年，再出血率为 4.3%，肝性脑病发生率为 4.3%。5、10 和 15 年生存率分别为 87%，78.3% 和 74%。但是，由于脾、腔静脉距离较远，所以要求脾静脉游离要足够长，在有胰腺炎症或脾蒂较短的患者，解剖难度较大。另外，在吻合时要尽量避免脾静脉扭曲及成角，防止吻合口栓塞。所以，从解剖条件上来看能适合此术式的患者并不多。适应证和禁忌证同脾-肾分流术。

肠-腔静脉分流术：20 世纪 50 年代初由法国的 Marion 和 Clatworthy 首先

应用于临床。现在多用于术后再出血和联合手术中。该术式的优点是操作简便、分流量适中、降压范围合理、术后肝性脑病发生率低。常用的吻合方式有H型架桥、侧-侧吻合和端-侧吻合。后者由于存在术后下肢水肿和严重的肝性脑病而被弃用。H型架桥有两个吻合口,且血流流经此处时呈直角状态,所以容易导致血流缓慢、淤滞、血栓形成。这在选用人造血管架桥时更加明显。侧-侧吻合时血流可以直接从高压的肠系膜上静脉注入下腔静脉,不需要转两个直角,降压效果即刻出现且不容易形成血栓。因此,目前首选侧-侧吻合,吻合口径<10 mm。此方法受局部解剖条件的限制较多,如肠系膜上静脉的外科干长度过短或肠、腔静脉间距过宽,易使吻合口张力过大甚至吻合困难。所以在解剖条件不理想时宜采用H形架桥。适应证:反复发生上消化道出血,食管胃底中重度静脉曲张,且脾、肾静脉局部条件不理想;断流术后或门-体分流术后再出血。

Warren术:1967年由Warren首先应用于临床。1989年Warren又提出应在分流前完全离断脾静脉的胰腺属支。因此,现在的Warren术应包括远端脾-肾静脉分流术+脾-胰断流术,它属于选择性分流术。在门静脉高压状态下,内脏循环分为肠系膜区和胃脾区,两者在功能上保持相对独立。Warren术能够降低胃脾区的压力和血流量以防止食管胃底曲张静脉破裂出血,同时保持肠系膜区的高压状态以保证门静脉向肝血流。为防止术后脾静脉"盗血",要求术中结扎脾静脉的所有属支、肠系膜下静脉、胃右静脉、胃网膜右静脉和胃左静脉。Henderson分析25所医院的1 000例患者,手术死亡率为9%,再出血率为7%,肝性脑病发生率为5%~10%,5年生存率为70%~80%。虽然此术式在理论上最符合门静脉高压症的病理生理改变,但在实践中仍存在不少问题,比如手术操作复杂,手术时间长,术后易产生吻合口血栓、腹水、淋巴漏和乳糜漏等,临床效果远不如报道的好。因此,目前主要用于肝移植等待供体及有保留脾脏要求(如青少年)的患者。

(4)断流术:断流术是通过阻断门、奇静脉之间的反常血流,达到止血的目的。近年来国内应用广泛,目前已占到门静脉高压症手术的90%。与分流术相比,断流术有以下特点:①术后门静脉压力不降反升,增加了门静脉向肝血流;②主要阻断脾胃区,特别是胃左静脉(冠状静脉食管支)的血流,针对性强,止血效果迅速而稳定;③术后并发症少,肝功能损害轻,肝性脑病发生率低;④手术适应证较宽;⑤操作相对简单,适合在基层医院开展。断流术的方式很多,国内主要应用贲门周围血管离断术及联合断流术。

贲门周围血管离断术(Hassab手术):1967年由Hassab首先应用于临床。

原方法仅游离食管下段约 3 cm,没有切断、结扎高位食管支和/或异位高位食管支。虽然操作简单,急症止血效果确切,但术后再出血率较高。因此,裘法祖等对其进行了改进,要求至少游离食管下段 5～7 cm,结扎冠状静脉食管支、高位食管支和异位高位食管支。经过多年的实践,此术式更趋完善,逐渐成为治疗门静脉高压症的主要术式。操作上主要有以下几方面要求。①有效:紧贴胃食管外壁,彻底离断所有进入的穿支血管;②安全:减轻手术创伤,简化操作步骤;③合理:保留食管旁静脉丛,在一定程度上保留门-体间自发形成的分流。有报道 431 例的手术死亡率为5.1%,急诊止血率为94.9%。平均随访3.8 年,5、10 年再出血率为6.2%、13.3%。5、10 年肝性脑病发生率为 2.5%、4.1%。5、10 年生存率可分别达到 94.1%、70.7%。适应证:反复发生上消化道出血;急性上消化道大出血,非手术治疗无效;无上消化道出血史,但有食管胃底中重度静脉曲张伴红色征、脾大和脾功能亢进;分流术后再出血;区域性门静脉高压症。禁忌证:肝功能 Child C 级,经过积极的内科治疗无改善;老年患者伴有严重的心、肺、肾等器官功能不全;门静脉和脾静脉内广泛血栓形成;无上消化道出血史,仅有轻度食管-胃底静脉曲张、脾大和脾功能亢进;脾动脉栓塞术后。

联合断流术(改良 Sugiura 术):1973 年由 Sugiura 首先应用于临床。Sugiura 认为食管胃底黏膜下曲张静脉内的反常血流占到脾胃区的 1/8～1/6,这是 Hassab 术后再出血率较高的主要原因。因此,他主张在 Hassab 手术后再横断食管下端或胃底的黏膜下静脉网以降低再出血率。Sugiura 报道 671 例的手术死亡率为 4.9%,术后再出血率为 1.4%,无肝性脑病。由于 Sugiura 术式要分胸、腹二期施行,患者往往无法耐受,手术死亡率高。因此,许多学者对 Sugiura 术进行了改良,目前常用的方法是完全经腹行脾切除＋Hassab术,然后再阻断食管胃底黏膜下的反常血流。阻断方法:①食管下端或胃底横断再吻合术;②食管下端胃底切除术;③食管下端或胃底环形缝扎术;④胃底黏膜下血管环扎术;⑤Nissen 胃底折叠术等。目前这部分操作基本上由吻合器或闭合器来完成。复旦大学中山医院普外科在 1995－2005 年共完成 174 例改良 Sugiura 术,采用的是闭合器胃底胃壁钉合术。在完成脾切除＋Hassab 术后,在胃底、体交界处大弯侧切开胃壁 1 cm,放入直线型切割吻合器(75～80 mm,先将刀片去除)或钳闭器(XF90),先钳夹胃前壁,换钉仓后再钳夹胃后壁,最后缝合胃壁上小切口。手术死亡率为 2.3%,并发症发生率为11.5%,无肝性脑病。远期再出血率、肝性脑病发生率和 5 年生存率分别为 15%、2%和95.2%,因此我们认为改良 Sugiura 术是治疗门静脉高压症的理想术式。手术适应证和禁忌证同贲门周围血管离断术。

(5)联合手术:由于分流、断流术的疗效不能令人满意,因此,从 20 世纪 90 年代开始有人尝试行联合手术,以期取长补短,获得较分流或断流单一手术更好的临床效果。所谓的联合手术就是在一次手术中同时做断流术和分流术,断流术采用贲门周围血管离断术,分流术采用脾-肾静脉分流术,肠-腔静脉侧-侧或 H 型架桥分流术。目前认为分、断流联合手术具有以下优点:①直接去除引起上消化道出血的食管胃底曲张静脉,减少再出血的机会;②缓解离断侧支后的门静脉高血流状态,降低门静脉压力;③减轻和预防门静脉高压性胃病。第二军医大学长征医院总结了 12 年 117 例联合手术的效果。与术前相比,门静脉直径平均缩小 0.4 cm,压力平均下降 16%。无手术死亡,近期无再出血,远期再出血率为 8.3%,肝性脑病发生率为 16.6%。5、10 年生存率分别为 98.3% 及 84.6%。吴志勇等指出在各种联合手术中,脾切除、脾-肾静脉分流加贲门周围血管离断术不受门静脉血流动力学状态的限制,手术适应证宽。而且可预防脾、门静脉血栓形成,保持肠系膜上-门静脉的血流通畅,为将来可能的分流术或肝移植保留合适的血管条件。认为这种术式可作为联合手术中的首选。但也有学者提出,门静脉高压症的手术效果取决于患者的肝功能状况,与术式关系不大。既然如此,就没有必要在断流术的基础上再行分流术,这样只能增加手术难度和创伤,延长手术时间,加重肝功能的损害。分、断流联合手术有无优势,尚需要大样本前瞻性临床研究进行深入的探讨。

第二节 食管-胃底静脉曲张破裂出血

一、病因、发病率及死亡率

(一)病因

食管-胃底静脉曲张破裂出血是门静脉高压症的临床表现之一。其原发病在我国南方半数以上为血吸虫病所致的肝硬化,北方则大多数为肝炎后肝硬化。欧美国家以酒精性肝硬化为多见,如美国的肝硬化患者 90% 是酒精性肝硬化。

升高的门静脉压和粗大的曲张静脉是食管曲张静脉出血的基本因素。曲张静脉的大小、血管壁的厚薄及血管壁外组织的抗力决定了曲张静脉血管壁的应力,是曲张静脉破裂的物理基础。诱发出血的因素至今仍未明确。曾有人认为胃液反流引起的食管黏膜糜烂是出血的重要诱因。在食管曲张静脉出血死亡患者的尸检中可见到 50% 的患者有食管炎,但此种黏膜的改变可能是休克时的循环衰竭、双囊三腔管的压迫和刺激或为死亡后的改变。

Tabagcholi 和 Dawson 发现在肝硬化患者中,不少患者胃酸分泌正常甚至减少。Dogradi 在 35 例食管曲张静脉出血患者中发现,亚急性糜烂性食管炎占 10.2%、急性糜烂性食管炎占 2.7%,食管溃疡占 0.9%。

以上资料可以说明胃液反流与食管新膜糜烂不是诱发出血的主要因素。近年来的试验证明,曲张静脉内流体静压的骤然改变可能是诱发曲张静脉的重要原因。引起食管下段曲张静脉内流体静压改变的因素有呃逆、恶心、呕吐和咳嗽等。食管损伤及溃疡也可以是诱发出血的原因。

(二)发病率及死亡率

肝硬化患者伴有食管静脉曲张者占 22.5%～63.0%。Turcoff 认为肝硬化患者只有 50% 发生食管静脉曲张,出血者只占静脉曲张患者 1/3(25%～35%),但亦有人报道在食管静脉曲张患者中,有 50%～60% 并发大出血。

食管曲张静脉出血占上消化道出血的 3.0%～25.4%,居第 2 位。据国内 1 篇出自 15 个单位的综合报道,上消化道出血中溃疡病出血占 48.7%;食管曲张静脉出血 25.4%;胃炎占 4.5%;胃肿瘤占 3.1%;其他原因出血占 18.3%。在上消化道出血中食管-胃底静脉曲张破裂出血的死亡率最高。在肝硬化患者中约 1/3 患者死于食管曲张静脉出血。食管曲张静脉出血死亡率可高达 43%。初次出血死亡率为 53%(亦有报道为 73%)。内科非手术疗法生存率仅为 14%～17%。可见肝硬化食管曲张静脉大出血的治疗仍然是当今亟待解决的重大问题。

二、诊断

完整的食管曲张静脉出血的诊断需要回答以下 3 个问题。

(1)患者有无肝硬化。

(2)有无门静脉高压和食管静脉曲张。

(3)出血是由于食管或胃底曲张静脉破裂引起的而不是其他原因。值得注意的是肝硬化患者有 29.3% 合并有胃十二指肠溃疡。溃疡出血亦为上消化道出血最常见原因,故应与之鉴别。食管曲张静脉出血患者中有 25% 为急性胃黏膜病变或溃疡出血,如误认为曲张静脉出血而给予手术将会造成很大错误。

三、临床表现

大多数患者以骤然大量呕血到医院就诊。患者常有进食、咳嗽、恶心、呕吐、呃逆或情绪变化时发病。大量呕血时血色鲜红，呕血后不久即可有柏油便或暗红色血便。出血常可引起休克及肝性脑病。多数患者呈现肝病所特有的临床表现，如鼻出血、牙龈出血、面色灰暗并色素沉着，还可有黄疸、肝掌、蜘蛛痣、肌萎缩、下肢水肿、腹壁静脉怒张、肝脾大和腹水等，也有不少患者并不完全具备这些特征。

患者多有肝炎或血吸虫病史。有些患者既往有上消化道出血史，出血发作间歇期不一。食管静脉曲张患者一旦出血在 1 年内再出血的机会超过 90%。个别患者出血间歇期可长达 13 年。

四、实验室检查

（一）免疫学检验

患者入院后应立即检查血、尿、便常规和血型，肝肾功能试验与血液生物化学分析，血气分析及乙肝表面抗原等免疫学检验。

（二）上消化道钡餐检查

待出血已得到控制，病情稳定 1～2 周，可做上消化道钡餐检查，为 90% 以上的食管静脉曲张患者确诊，并有助于上消化道出血的鉴别诊断。钡餐检查可显示食管轻度扩张。曲张静脉可呈现泡沫样或虫蚀样充盈缺损。静脉曲张通常以食管下段最为显著，病变也可累及胃底乃至全食管。国人门静脉高压症胃底静脉曲张较欧美人多见。由于食管收缩可使局部曲张静脉空瘪而影响曲张静脉显影，故应在食管松弛时或蠕动过后再摄片。卧位观察较立位好。连续摄片可增加曲张静脉显影阳性率。亦有人主张用右旋糖酐快速静脉滴注（6% 右旋糖酐生理盐水 1 000 mL 于 30～40 分钟内输完），可增高门静脉压以利曲张静脉显影。抗胆碱能药物也可有同样作用。

（三）内镜检查

此法简单易行，可在急诊室床旁进行检查。现已普遍作为急性上消化道出血的常规检查。疑为曲张静脉出血的患者中，至少有 30% 内镜检查无食管静脉曲张。故应注意与非静脉曲张出血疾病相鉴别。

急症内镜检查最好在出血 24 小时内进行，可获较高阳性率（93.9%），48 小时内检查阳性率降到 74.1%。急症内镜检查并发症发生率为 2.5%。检查前需用冰盐水彻底洗胃,直至返回的水清亮时再做检查。检查期间仍应继续灌洗。内镜检查可对出血原因及部位做出明确诊断。对神志障碍或昏迷患者检查时应予以气管内插管预防误吸。

(四)脾门造影与脾测压

这一检查对食管曲张静脉出血患者不常需要,但在疑为肝外门静脉梗阻时脾门造影可显示门静脉系统与查明梗阻部位。做脾门造影时可测量脾髓压推测门静脉压。脾髓压 <2.45 kPa(<25 cmH$_2$O)不常发生食管曲张静脉出血,<1.96 kPa(<20 cmH$_2$O)极少发出血。有腹水、黄疸与凝血功能障碍应列为禁忌。仅有 $1\%\sim2\%$ 的患者做此检查后因严重出血而需输血。

常用的各种特殊检查法有其各自的优点与适用范围,如能正确选用可以大大提高上消化道出血诊断的准确性。有资料报道钡餐检查对食管静脉曲张诊断阳性率为 96%,假阳性 4%。一旦食管静脉曲张被证实,其他病变造成出血的机会不超过 10%。但 X 线检查只能验证曲张静脉存在,表浅病变则易遗漏。内镜检查可在急性出血情况下直接观察到出血病变对于鉴别诊断帮助较大。选择性动脉造影为一种提示出血部位的方法,对于原因不明的消化道出血可以选用。

五、治疗

急性食管曲张静脉破裂大出血死亡率很高,死亡的主要原因是失血性休克和大量出血所造成的肝、肾损害。因此,治疗的关键在于控制出血、预防再出血和保护肝脏功能。治疗方法的选择应根据患者身体条件和出血情况而定,但迄今尚无一种公认的理想治疗方法。

(一)内科疗法

1.迅速补充血容量防治休克

积极以全血补充失血。宜采用 24 小时内的新鲜血,因肝硬化患者缺乏凝血因子并伴有蛋白凝血因子异常,加以大多数患者皆有血小板计数减少,大量输入库存血往往会加重凝血功能障碍。此外,现已发现肝硬化患者红细胞内缺乏 2,3-双磷酸甘油酸,缺乏此物质可影响红细胞对组织的氧转运。由于库存血中 2,3-双磷酸甘油酸进行性降低,故应采用新鲜血,这不但可纠正凝血功能障碍,且可改善出血患者的组织缺氧。除了补充失血外,尚应给予维生素 K 和止血药物,还应补充钙剂。不少报道表明食管曲张静脉出血患者至少有半数患者需补血 2.5 L 以上方能存活。

应严密观察各项生命指征、血细胞比容、尿量及中心静脉压变化,并准确估计失血量,及时了解血气分析变化。这些指标可为纠正休克、维持循环系统稳定和内环境平衡提供可靠依据。

2.防治肝性脑病

肝病并发神志障碍的机制尚未完全明白,可有多种因素导致肝性脑病。血氨升高、脑缺氧、低钾血症及过量使用镇静药均可引起神志障碍。大量失血时肝脏血液灌注不足及组织缺氧加重了肝细胞损害。因而鸟氨酸循环发生障碍使血氨升高。肠内积血被细菌腐败产生大量氨通过门静脉系统的侧支循环进入体循环,是血氨升高的另一因素。血氨升高可导致肝性脑病。

对肝性脑病防治除了给予高浓度葡萄糖和大量维生素外,应积极清除肠道积血和给肠道抑菌剂,以减少氨的形成与吸收。可经三腔管或胃管用低温盐水灌洗胃腔积血,然后用50%硫酸镁 60 mL 与新霉素 4 g 由胃管注入;亦可口服10%甘露醇溶液致泻或盐水清洁灌肠。

忌用肥皂水洗肠,因碱性环境有利于氨的吸收。此外尚可用新霉素 2 g 溶于 200 mL 水,或米醋 50 mL 加水 100 mL 保留灌肠。半乳糖苷-果糖口服或灌肠也可减少氨吸收。脱氨药物如乙酰谷氨酰胺与谷氨酸盐合用,以及左旋多巴(对抗假性神经递质制剂),均可用于防治肝性脑病。支链氨基酸对维持患者营养及防治肝性脑病有重要价值。

3.纠正低血钾与代谢性碱中毒

食管曲张静脉出血患者可因呕吐(吐血)、胃肠吸引从胃腔灌洗等因素造成低血钾与碱中毒。手术创伤或因服用利尿剂均可增加尿钾丢失加重低血钾症。缺钾可加重或导致碱中毒。故患者入院后应注意纠正低血钾和代谢性碱中毒。低血钾的危害已为人们所共知,但碱中毒对机体的影响更为重要:①由于碱中毒使氧血红素离解曲线左移而阻碍了氧向组织中的释放;②碱中毒与低血钾共同作用促使心律失常,对服用洋地黄的患者影响尤著;③使氨中毒的可能性增加并增加氨通过血-脑屏障;④细胞外液钙离子水平下降,患者可发生痉挛。

4.止血措施

(1)药物止血:包括血管升压素、奥曲肽、普萘洛尔、钙通道阻滞剂。

1)血管升压素:可使内脏小动脉收缩血流减少,因而门静脉血回流量减少,可使门静脉压降低 30%～50%。给药后多数患者可暂时止血,但在 8 小时内未进行手术的患者,多数仍可再出血。血管升压素可经周围静脉滴注或做选择性肠系膜上动脉插管连续滴注。后者旨在使血管升压素在内脏血管内直接而持续地发挥作用。近年来的研究表明,选择性动脉插管滴注升压素常伴有心排血量降低,腹主动脉血氧分压下降,门静脉氧分压下降和血压上升。其初期控制出血效果虽好,但不如周围静脉给药简单和安全。血管升压素 20 U 溶于 10％葡萄糖 200 mL,由静脉在 20～30 分钟内滴完。药物作用持续 1 小时左右,必要时 4 小时后再重复给药,如仍不止血,再次给药亦难奏效。长时间用此药可影响重要器官的血液灌注,对冠心病患者应慎用。亦有人主张用较小剂量连续滴注,以图延长止血期。肠系膜上动脉加压灌注升压素的速度一般为 0.2 U/min。八肽升压素对门静脉有选择性降压作用,较少引起体循环血管收缩。有人试用 Arfo-ned R 0.1％溶液,以一定速度静脉滴注产生控制性低血压,使患者血压降至 9.3～10.7 kPa(70～80 mmHg)可使门静脉压降低 31％,以控制食管曲张静脉出血。联合应用血管收缩剂和血管扩张剂(如硝酸甘油)可加强降低门静脉压作用,并减少和防止垂体后叶素对全身血管及消化道的影响。

2)奥曲肽:为人工合成的生长抑素,作用与生长抑素相似,半衰期为 1～2 小时,可选择性减少门静脉血流量和曲张食管静脉内血流量,降低肝静脉楔压,控制出血,其止血率、止血速度,均明显优于垂体后叶素。急诊可用 0.1 mg 加 20％葡萄糖 20 mL 内静脉直接注射,再以 0.5 mg 溶于 5％葡萄糖 1 000 mL 静脉滴注,维持 24 小时,以后用量逐渐减少,可连续用药 3 天。

3)普萘洛尔:1980 年 lebrec 最早发现普萘洛尔可使门静脉压下降。普萘洛尔连续口服可持久地降低门静脉压,有效地治疗和预防食管曲张静脉出血。普萘洛尔为非选择性心脏 β 受体阻滞剂,可使肝动脉收缩阻力增加肝血流量减少,对门静脉直接影响不大。服用普萘洛尔可使心脏在安静状态下的心率减少 25％,因而每搏输出量减少,门静脉血回流量减少,压力降低血流缓慢,有利于出血自停。门静脉压下降幅度可达 25.6％～29.4％。普萘洛尔使肝血流量减少对肝脏的合成代谢及解毒能力可能有影响。有人报道用普萘洛尔后血氨升高,故肝硬化患者用 β 受体阻滞剂应慎重。心力衰竭、哮喘和不稳定糖尿病患者应忌用。也有资料说明预防性使用 β 受体阻滞剂未能改善生存率。

4)钙通道阻滞剂:粉防己碱可使平滑肌松弛,门静脉血管阻力降低,使门静脉静脉压下降。

(2)食管胃低温止血法:低温疗法可使局部血管收缩并消除胃液消化活力,可获得暂时止血。在胃低温疗法的患者未发现门静脉压的变化。方法是用10～14 ℃生理盐水 200 mL 加肾上腺素 16 mg 经胃管灌洗胃腔。这只是临时措施不宜长时间使用。

(3)双囊三腔管压迫疗法:1930 年 Westphal 首先介绍了球囊压迫疗法,后经

Sengstaken 和 Blake-More(1950)加以改进方得到普及,即现今广泛采用的双囊三腔管压迫疗法。借充气球囊分别压迫食管及胃底曲张静脉,可使 70%～75% 患者获得暂时止血。但有 60%患者于去除球囊压迫后又复出血。因此,应用三腔管压迫疗法的价值仅仅是为了暂时止血与减少失血量。①该疗法主要适用于以下情况:作为术前准备减少失血量与稳定患者情况的暂时措施;由于技术原因不能做硬化剂注射治疗或对药物治疗无反应者;注射硬化剂疗法失败而患者不适合手术者。②应正确使用双囊三腔管,球囊安放位置要准确,充气及牵引力量要适度,否则球囊压迫无效或因滑脱造成窒息。还应避免长时间压迫致使食管黏膜坏死。一般主张牵引压迫 12 小时后放掉气囊气体(先开放食管囊后开放胃囊),观察 20～30 分钟如仍有出血再向气囊充气(先将胃囊充气,后给食管囊充气)。三腔管留置时间最多不超过 72 小时,必要时可适当延长留置时间。气囊放气后观察 24 小时如无出血即可拔管。拔管时先放掉囊内气体并口服液状石蜡,之后徐徐拔管。③这一疗法效果不能令人满意。拔管后复出血而被迫手术的患者死亡率显著上升。过去曾用三腔管压迫作为食管-胃底静脉曲张破裂出血的首选非手术治疗,现只用它作为手术准备期间暂时止血的过渡方法,而以注射方法或套扎作为首选的非手术治疗方法。对压迫止血效果不满意的患者应及时手术治疗。此疗法的并发症有肺感染、食管破裂与窒息等。应加强护理避免并发症的发生。

(4)内镜止血:包括硬化剂注射疗法和经内镜食管曲张静脉结扎术。

硬化剂注射疗法:硬化剂注射疗法在国内外已广泛应用于治疗食管曲张静脉出血。尤其在日本和欧美国家已把这一疗法作为治疗食管静脉曲张出血的首选方法。其他各种治疗方法只是在硬化剂疗法失败时才选用。①急症硬化剂疗法可以在初次诊断性内镜检查时立即进行或推迟到非手术疗法控制了出血后再使用。立即注射止血成功率为 65%,延期注射止血率为 90%。如在药物止血失败后再做硬化剂注射其止血效果较差(止血成功率为 55%)。硬化剂注射治疗需要高度熟练的技巧,如能成功可获得立即止血效果。近期再出血率 30%左右。本疗法优于单独使用三腔管压迫疗法或药物疗法,后二者止血成功率仅40%～50%。三腔管压迫与药物治疗失败者可选用硬化剂注射疗法。此疗法尤其适用于不能承受手术的肝功能Ⅲ级患者。②常用硬化剂有凝血酶,5%鱼肝油酸钠和油酸已胺等。国内有试用中药制剂作硬化剂亦可获得较好效果。在美国大多数医疗中心采用血管内注射法,而欧洲则多采用血管旁注射法或二者相结合的注射法。有人认为血管内注射法优于血管旁注射法。③经内镜确定食管静脉曲张部位后,即可注入硬化剂,每处注射 3~5 mL。总量不超过 30 mL。内镜外加一透明管鞘注射硬化剂的方法已普遍应用。出血初期注射硬化剂止血成功后,需在 3 天或 1 周后重复注射,以后每隔 1 个月注射1 次,以免血管腔硬化角度出血,10%患者可发生局部。如经注射治疗后未再出血、食管溃疡、食管狭窄、食管坏死穿孔与纵隔炎等并发症。Sodium tetraclecy 与乙醇合用可减少食管溃疡的发生。经两次或多次注射治疗仍未能控制出血,则应考虑手术治疗。硬化剂注射疗法治疗食管曲张静脉出血效果已肯定。但这一疗法是否能提高生存率目前尚有争议。意大利的研究者们对于预防性注射硬化剂疗法颇感兴趣。

经内镜食管曲张静脉结扎术:Stiegmann(1986)创用橡皮圈结扎曲张静脉治疗食管静脉曲张出血,其方法是在贲门上 5 cm 内结扎 6~8 个部位的曲张静脉,出血多数可停止。这一方法安全易行,无注射硬化剂引起的并发症,肝功能属 Child C 级患者亦可采用此法。现已广泛应用于临床。

(5)经皮经肝穿刺曲张静脉栓塞法:经皮经肝门静脉穿刺插管注射血凝块、止血聚合体或硬化剂(如 50%葡萄糖加纤维蛋白酶)于冠状静脉,使食管胃底曲张静脉闭塞。这一技术操作较困难,常需较长时间才能将导管插入冠状静脉,成功率不高。国外已很少应用。

(二)外科手术疗法

硬化剂注射疗法和套扎疗法虽已广泛用于治疗食管曲张静脉出血,提高了内科非手术治疗早期生存率。但控制出血后常可复发出血。有资料证明该疗法不能改善生存率。美国的研究表明硬化剂疗法有较高死亡率和较多再出血率。死亡患者中 75%与出血有关。故一旦内科非手术疗法未能有效地控制出血而患者情况允许时应积极采用手术治疗。避免延误手术时机。

外科手术治疗急性食管曲张静脉破裂大出血的目的在于控制出血与极力避免术后再出血,可能同时切除功能亢进的巨大脾脏。以下情况应考虑手术治疗:①初次大出血甚为猛烈,非手术疗法未能有效地控制出血;②内科非手术疗法虽曾控制出血但近期又复出血;③反复出血,出血间歇期短,或曾有少量多次出血又骤然大量出血者。此等情况内科非手术疗法常不能奏效。

手术方式主要包括急症分流术和门-奇静脉断流术两类。前者可降低门静脉压,后者不降低门静脉压只切断食管胃底黏膜下反常血流。由于分流术减少了肝脏血液灌注其远期效果并不优于门-奇静脉断流术。急症分流术要求患者具备较好条件,且死亡率高达 50%,而急症门-奇静脉断流术近期死亡率为 36%。故从 20 世纪 70 年代以来,国内外对急性出血患者需手术治疗时大多主张采用急症门-奇静脉断流术和脾切除术。

门-奇静脉断流术优点如下:①近期死亡率、远期再出血率不高于其他术式。如患者情况危重可保留脾脏仅结扎脾动脉和做门-奇静脉断流术。②远期效果好,生存患者远期随访无死于肝性脑病者。术后无肝性脑病发生。③手术创伤较小,操作简单,适应症宽,只要无多量腹水,无显著黄疸及肝性脑病均可采用这种手术。

1.门-奇静脉断流术

(1)食管、胃黏膜下曲张静脉结扎术:①经胸食管曲张静脉结扎术,1984年Borema首先介绍这一方法。手术从主动脉弓至膈裂孔做纵切口暴露食管。剖开食管常可见3个大的柱状黏膜凸起,将曲张静脉做多个间断缝合结扎,并在两个结扎间注入硬化剂以栓塞曲张静脉。此手术控制和预防出血效果欠佳,故现已很少采用。Crile所设计的经胸食管曲张静脉结扎术,先游离食管下段及贲门,结扎周围血管并将食管下段前壁横断,继而缝合结扎后壁黏膜下曲张静脉,最后再将食管前壁缝合。曾做脾切术与门-奇静脉断流术或分流术,膈下有粘连的再出血患者可选用此法。②经腹胃底曲张静脉结扎术,此手术方法在1956年由兰锡钝等首次提出。由于我国门静脉高压症胃底静脉出血者较多,加之此手术较简单,故在20世纪60年代国内较多采用。但此手术止血可靠性差,有些患者术中可见食管仍有血液流出。术后缝线脱落可再次出血,近期和远期再出血率均较高,且易引起膈下感染,故现已很少采用。

(2)食管下段胃底横断或切除术:①经胸食管横断术,此手术较复杂,并发症亦多,常影响食管下段功能。现已很少采用。②经腹腹段食管黏膜横断吻合术(平岛),本术式模仿Walker经胸食管横断术,手术安全易做,控制和预防出血效果好,且不影响食管下段功能。该手术分4步进行:脾切除;切断胃左血管,断离近半个胃血管;腹段食管黏膜横断;幽门成形术,腹段食管黏膜横断术是在第2步操作完成后游离食管下段,以一个软直角钳在膈下水平夹住食管并以Doyen钳夹住食管胃连接处。自贲门上方1 cm处向上做4 cm纵行切口仅切开肌层,暴露黏膜层。以边切边缝的方法横断及吻合食管黏膜1周,而后缝合肌层纵行切口。将胃管通过吻合口至胃腔左半侧,最后做幽门成形术。左膈下方置两个引流管。术后死亡率为11.1%。③贲门胃底切除加幽门成形术,此手术较复杂,并发症多。用于术后再出血而又不能做分流术的患者。④膈下胃横断术,此术式较为彻底地切断食管下段和胃底曲张静脉的反常血流,故对控制出血与预防再出血效果较好。国内较多采用。在完成脾切除与结扎胃左血管后,在贲门下

5 cm 处将胃底横断并重新吻合。由于胃底切断吻合后形成较坚实的瘢痕环,故能达到持久止血目的。此外,在切断胃底反常血流后门静脉压升高,则可促进肝门及腹膜后侧支循环并有利于肝功能的改善。此手术有腹腔污染与吻合口瘘的可能。吻合时应注意两端的血液循环,缝合要严密。术后留置胃管 3~4 天。据武汉医学院资料统计,手术死亡率21%。多因肝衰竭而死亡。随访 3/4 患者未再出血。再出血者常为少量黑便。术后复查食管曲张静脉大部分消失或明显减轻。

(3)贲门胃底周围血管离断,胃冠状静脉结扎与脾切除术:Hassab 积极主张扩大食管胃周围血管离断范围。即于脾切除后结扎胃冠状静脉主干或切除包括胃左动静脉在内的小网膜组织。食管下段游离 6~8 cm 并将近半胃周围血管离断。该手术虽能较彻底离断食管下段与胃周围血管,但未能切断胃及食管黏膜下血管,加之门静脉高压症患者胃黏膜下动静脉短路开放,故黏膜下血管仍可有异常血流;因此 Hassab 手术断流亦不很彻底。术后再出血率不比其他断流术低。

(4)联合断流术:①Sugiura 术式为近年来有代表性的联合断流术式。此手术将肺下静脉平面以下的食管贲门旁血管全部切断并横断食管下段,同时做脾切除及幽门成形术。该手术原是经胸进行,但在日本和我国多数主张采用经腹 Sugiura 联合断流术。更有主张不做食管下段横断术,用胃壁环行缝扎术以阻断黏膜下反常血流。由于 Sugiura 手术切断了食管下段及近半胃周围血管,黏膜下血管的反常血流亦被切断,故断流较彻底再出血率较其他断流术为低。有学者曾介绍在施行食管下段与近半胃广泛血管断离的基础上,再补加胃浆肌层环行切开缝扎黏膜下血管,可进一次阻断黏膜下曲张静脉的反常血流。即于胃小弯侧距贲门4~5 cm 处环行切开前后胃壁浆肌层达胃周径的 3/4(近大弯侧浆肌不切开),暴露黏膜下血管予以缝扎。尔后将浆肌层切口缝合。此法与胃底横断术比较无腹腔污染及胃瘘之虑。②青木春夫联合断流术与经腹 Sugiura 手术近似,即脾切除后将食管下段胃底周围血管断离,并于贲门下 3~4 cm 处环行缝扎胃壁和做迷走神经切断与幽门成形术。有学者体会经腹 Sugiura 手术如能保留迷走神经,以类似高选迷走神经切除方法做食管下段与近半胃周围血管离断术,再加上食管下段管状吻合器横断吻合或做胃浆肌层环行切开黏膜下血管缝扎术,不但断流较为彻底,而且可保留胃窦功能免做幽门成形术。有人认为迷走神经切断与幽门成形术可加重胃黏膜病变。此外,术前如能给患者做食管钡餐或内镜检查,可根据曲张静脉的部位选择食管下段横断或胃黏膜下血管环行缝扎术;如食管静脉曲张显著胃底无明显静脉曲张,可做食管下段横断术,如食管-胃底静脉曲张均显著,以胃黏膜下血管环行缝扎术为宜。

(5)经腹胃冠状静脉栓塞法:有学者创用直视下胃冠状静脉栓塞与脾切除术。这一术式是在脾切除后,向冠状静脉分支内注入 8 mL TH 胶(a 氰基丙烯正辛酯),使胃冠状静脉分支及胃黏膜下曲张静脉闭塞。手术虽简单但有远处栓塞可能,故未能推广。有学者介绍胃冠状静脉插管滴注硬化剂防治胃底食管曲张静脉出血。术中做冠状静脉主干或分支插管,术后每天经导管滴注 50% 葡萄糖 100~200 mL,2~3 小时滴完。连续 7~10 天。近远期效果良好。

2.门-体静脉分流术

(1)急症门腔分流术:此术式能有效地降低门静脉压控制食管曲张静脉出血,为急症门-体静脉分流术中较理想的术式。近期止血率达 90%,远期再出血率低于 10%。但手术死亡率较高,约 50%。此外由于门腔分流术减少了肝血流量所以远期效果不佳,术后肝性脑病及肝性脑病发病率高。限制性门腔分流术能较少地减少肝血流量,取得较好的近远期疗效。近数年来更创用限制环确保了限制性门腔分流的口径,改善了近远期疗效。为降低急症分流死亡率应掌握以下适应证:①窦后梗阻门静脉血流量 <700 mL/min 宜选用门-奇静脉断流术。②患者年轻,一般情况良好。经输血血压维持在 12.0 kPa(90 mmHg),尿量 20~50 mL/h。③肝功无明显异常,无黄疸、腹水及肝性脑病。此外,术者技术熟练和具有应有的设备,亦为手术所必需的条件。

(2)脾腔分流术:此术式一般应用于择期手术,亦有用于急性出血患者取得成功者。近远期止血率达 90%。但此手术操作较复杂,费时较多,急性出血患者很少能耐受。根据天津市第一中心医院统计,急诊门-奇静脉断流术于术死亡率为 36.36%,择期手术死亡率为 5.65%。这一结果说明择期手术死亡率可显著降低。故对急性出血患者宜先用硬化剂注射或套扎疗法等内科综合治疗措施,如能控制出血,以后施行择期手术最为理想。肝硬化患者是"代谢破产者",对麻醉、输血及其他药物治疗都缺乏适应性。手术创伤及由于失血引起的长时间低血压和低氧血症均可加重肝脏损害,故应注意维护肝脏功能。如手术控制了出血,则肝性脑病是术后死亡的主要原因。腹水与 SGOT 升高对死亡率有重要影响。严重的肌萎缩和肝性脑病有更高的死亡率。由于肝硬化患者有 33%~84%(平均 63%)死于上消化道出血,30% 死于肝性脑病,而肝性脑病又常为出血的后果,故积极治疗出血是挽救患者生命之关键。有的资料证明,除严重肝功能障碍外,黄疸与肝性脑病并不影响手术死亡率。因此,对急诊手术应持积极态度,不可由于肝功条件而失去可能挽救患者生命的手术机会。黄疸、腹水、肝功能严重损害者(Child C 级),手术死亡率高达 60%~70%宜采用硬化剂注射或套扎疗法。但当非手术疗法效果不佳而患者情况允许时,也应及时手术治疗。积极的手术有可能挽救一些肝功能Ⅲ级的患者。手术治疗门静脉高压症食管曲张静脉出血只是为了控制出血和预防出血,而肝硬化却沿着它自身固有的进程继续进展。迄今各种手术均不甚理想,手术的打击又可加重肝硬化的进程。近年来,欧美等学者认为肝硬化门静脉高压症食管曲张静脉出血是肝硬化晚期表现,是肝移植的适应证。肝移植可去除门静脉高压症的根本原因——肝硬化,可有效地防止再出血。近远期疗效均较满意。他们主张凡有反复出血临床表现的临近晚期的肝硬化,如患者健康状况尚可,应考虑肝移植术。

总之,鉴于食管曲张静脉大出血的急症外科手术治疗有效率高于死亡率和再出血率高,硬化剂注射或套扎疗法已逐渐成为首选方法,更由于肝移植不但能去除门静脉高压症的根本病因,而且能有效地防止再出血,硬化剂注射和套扎疗法和肝移植术已向既往治疗食管曲张静脉的传统手术——门-体静脉分流术与门-奇静脉断流术提出了挑战。

(三)急症手术患者的术后治疗

1.术后监护

术后患者需给予监护,严密观察生命指标和进行各项实验室检查以了解患者心及肺功能、肝及肾功能、血容量、体液、电解质与酸碱平衡情况,发现问题及时进行处理。

2.液体疗法

由于肝硬化患者在出血或手术前往往已有水潴留和排出障碍,出血和手术创伤促使肾对钠和水的保留而加重了已经存在的体液失调,故对此等患者术后应限制液体摄入。对体液的丢失主要以 10%葡萄糖液补充。每天液体摄入量限制在 1 500~2 000 mL 以内。钠的补充仅需补偿胃管的丢失,每天很少需要超过 40 mmol/L。钾仅补充尿钾的丢失即可,但应保持血钾浓度为 4~5 mmol/L。若有酸碱平衡失调亦应积极纠正。此外,还应根据需要补充血浆、清蛋白和新鲜血。急症门腔分流术术后的体液疗法应注意热量的补充,常需给浓缩葡萄糖氨基酸液。尤其应注意支链氨基酸的补充。肠内和肠外营养在手术前后的治疗中有重要价值。

3.防治感染

肝硬化患者体质虚弱,在大量失血、手术创伤及脾切除术后。患者免疫功能可进一步下降,术后感染率高,尤以左膈下感染为多见。膈下感染的预防应注意术中充分止血,以脾、肾韧带覆盖脾床创面,还要做充分的膈下引流。引流管一般可在术后 2～3 天拔除,不要留置过久,若有腹水应及时拔管并缝合引流之戳口。肺感染是肝硬化出血患者常见的并发症和死亡原因,由于肝硬化患者常有心肺功能异常和广泛的动静脉短路存在,故术后应持续给氧 5～7 天,并鼓励患者采用翻身、咳嗽和深呼吸等胸部体育疗法。必要时给予间断正压呼吸。预防性的抗生素要依据患者具体情况来选择。

4.预防高排出量心力衰竭和肺水肿

肝硬化门静脉高压症患者血容量可较正常人多 30%～50%。由于血管张力与外周阻力降低,动静脉短路的存在,故心排血量往往增加,使患者的血液循环处在高动力状态。门腔分流术可加重患者血液循环高动力状况。因此在老年和重症肝病患者,易发生高排出量心力衰竭和肺水肿。肝硬化患者水和钠的潴留也是导致肺水肿的重要因素。术后应严格记录液体出入量与限制液体摄入,以防止循环负荷过重。有人提出测量患者术前和术后心排血量,如呈高动力状态(每分钟心排血量超过 6 L),在任何心力衰竭症状未出现前即可给予洋地黄化。若出现水过多表现则应给利尿剂。

5.防治胃黏膜病变与应激性溃疡出血

门静脉高压症患者术后上消化道出血不少是胃黏膜病变出血或应激性溃疡出血。故应与静脉曲张出血相鉴别。胃黏膜病变与应激性溃疡不同,前者为门静脉高压症引起的胃黏膜改变,黄志平等对 57 例门静脉高压症患者的胃镜检查结果证明,有急性胃黏膜糜烂者占 47.3%,并发现其发生率与静脉曲张的程度密切相关。门静脉高压症胃黏膜病变的发生是因门静脉高压使胃黏膜更趋于缺血以致黏膜血流量降低和血氧饱和度降低。此外,由于病变黏膜黏液分泌减少和黏膜前列腺素含量降低,使黏膜防御功能降低,黏膜屏障功能破坏,H^+ 反渗,导致胃黏膜病变发生。病变黏膜呈现水肿充血、红色斑点或黏膜表面片状剥脱糜烂,重者可致出血。

对术后胃黏膜病变出血的治疗应以非手术治疗为主。抗酸剂及 H_2 受体阻滞剂效果常不明显。近年来主张以降低门静脉压和保护胃黏膜为目的的药物治疗。如普萘洛尔、丹参、粉防己碱和前列腺素等亦可对出血部位黏膜局部用药,如孟氏液口服或经内镜局部喷洒等。

应激性溃疡大出血非手术治疗失败时可手术治疗。门腔分流术后可出现高胃酸分泌,故术后应避免刺激性饮食,如有症状应给予制酸剂等药物治疗。有人主张门腔分流术后,在拔除胃管后即应开始抗酸治疗并持续终身。

6.肝衰竭

肝衰竭是术后最常见的死亡原因。出血和手术创伤可加重肝损害,故几乎所有的患者在术后2～3天均可出现肝功能恶化的现象。其中许多患者的肝损害在一定时间后可逐步改善,有些患者则可不断恶化并发展为肝性脑病。术后早期出现的肝性脑病多由肝细胞损害所致,并非因肠道氨吸收或门体分流所致之氨中毒。门腔分流术术后肝性脑病的发病较其他术式为高。目前对肝性脑病尚无理想的治疗方法,力所能及者只是支持疗法和对症治疗,如提供高热量、补充支链氨基酸、使用肠道制菌剂和清除肠道积血等。血液净化、血浆置换及杂化型(生物型)人工肝,在国内外已成功地应用于临床,为治疗肝衰竭增加了新的治疗方法,亦为等待供肝的重症肝衰竭患者提供了"桥接"的治疗措施。

7.肾衰竭

食管曲张静脉出血和急症手术术后可能导致的肾衰竭通常分为两种类型。一是由于低血压期间肾血流灌注不足、肾小管坏死所致之急性肾衰竭。其表现为少尿、氮质血症、高钾血症、低尿比重和低渗透压,尿钠增加、尿中出现管型与红细胞;其二是由于肝失代偿使肝代谢发生障碍和解毒功能下降所致肾损害-肝肾综合征,这两处肾衰竭都应忌用利尿剂,因可加重肾小管损害,血管活性物质可改善肾血流量,但不会有重大成效。血液透析能较好地改善患者情况。肝与肾损害并存时死亡率高。

第三节　肝　脓　肿

一、细菌性肝脓肿

(一)流行病学

细菌性肝脓肿通常指由化脓性细菌引起的感染,故亦称化脓性肝脓肿。本病病原菌可来自胆管疾病(占16%～40%),门静脉血行感染(占8%～24%),经肝动脉血行感染报道不一,最多者为45%,直接感染者少见,隐匿感染占10%～15%。致病菌以革兰阴性菌最多见,其中2/3为大肠埃希菌,粪链球菌和变形杆菌次之;革兰阳性球菌以金黄色葡萄球菌最常见。临床常见多种细菌的混合感染。细菌性肝脓肿70%～83%发生于肝右叶,这与门静脉分支走行有关。左叶者占 10％～16％；左右叶均感染者为 6％～14％。脓肿多为单发且大，多发者较少且小。少数细菌性肝脓肿患者的肺、肾、脑及脾等亦可有小脓肿。尽管目前对本病的认识、诊断和治疗方法都有所改进，但死亡率仍为 30％～65％，其中多发性肝脓肿的死亡率为 50％～88％，而孤立性肝脓肿的死亡率为 12.5％～31.0％。本病多见于男性，男女比例约为 2：1。但目前的许多报道指出，本病的性别差异已不明显，这可能与女性胆管疾病发生率较高，而胆源性肝脓肿在化脓性肝脓肿发生中占主导地位有关。本病可发生于任何年龄段，但中年以上者约占 70％。

(二)病因

肝由于接受肝动脉和门静脉双重血液供应，并通过胆管与肠道相通，发生感染的机会很多。但是在正常情况下由于肝的血液循环丰富和单核-吞噬细胞系统的强大吞噬作用，可以杀伤入侵的细菌并且阻止其生长，不易形成肝脓肿。但是如各种原因导致机体抵抗力下降时，或当某些原因造成胆管梗阻时，入侵的细菌便可以在肝内重新生长引起感染，进一步发展形成脓肿。化脓性肝脓肿是一种继发性病变，病原菌可由下列途径进入肝。

1.胆管系统

这是目前最主要的侵入途径，也是细菌性肝脓肿最常见的原因。当各种原因导致急性梗阻性化脓性胆管炎，细菌可沿胆管逆行上行至肝，形成脓肿。胆管疾病引起的肝脓肿占肝脓肿发病率的 21.6％～51.5％，其中肝胆管结石并发肝脓肿更多见。胆管疾病引起的肝脓肿常为多发性，以肝左叶多见。

2.门静脉系统

腹腔内的感染性疾病，如坏疽性阑尾炎、内痔感染、胰腺脓肿、溃疡性结肠炎及化脓性盆腔炎等均可引起门脉属支的化脓性门静脉炎，脱落的脓毒性栓子进入肝形成肝脓肿。近年来由于抗生素的应用，这种途径的感染已大为减少。

3.肝动脉

体内任何部位的化脓性疾病，如急性上呼吸道感染、亚急性细菌性心内膜炎、骨髓炎和痈等，病原菌由体循环经肝动脉侵入肝。当机体抵抗力低下时，细菌可在肝内繁殖形成多发性肝脓肿，多见于小儿败血症。

4.淋巴系统

与肝相邻部位的感染如化脓性胆囊炎、膈下脓肿、肾周围脓肿、胃及十二指肠穿孔等，病原菌可经淋巴系统进入肝，亦可直接侵及肝。

5.肝外伤后继发感染

开放性肝外伤时，细菌从创口进入肝或随异物直接从外界带入肝引发脓肿。

闭合性肝外伤时,特别是中心型肝损伤患者,可在肝内形成血肿,易导致内源性细菌感染。尤其是合并肝内小胆管损伤,则感染的机会更高。

6.医源性感染

近年来,由于临床上开展了许多肝脏手术及侵入性诊疗技术,如肝穿刺活检术、经皮肝穿刺胆管造影术(PTC)、内镜逆行胰胆管造影术(ERCP)等,操作过程中有可能将病原菌带入肝形成肝的化脓性感染。肝脏手术时由于局部止血不彻底或术后引流不畅,形成肝内积血积液时均可引起肝脓肿。

7.其他

有一些原因不明的肝脓肿,如隐源性肝脓肿,可能肝内存在隐匿性病变。当机体抵抗力减弱时,隐匿病灶"复燃",病菌开始在肝内繁殖,导致肝的炎症和脓肿。Ranson 指出,25%隐源性肝脓肿患者伴有糖尿病。

(三)临床表现

细菌性肝脓肿并无典型的临床表现,急性期常被原发性疾病的症状所掩盖,一般起病较急,全身脓毒性反应显著。

1.寒战和高热

寒战和高热多为最早也是最常见的症状。患者在发病初期骤感寒战,继而高热,热型呈弛张型,体温在 38~40 ℃,最高可达 41 ℃,伴有大量出汗,脉率增快,一天数次,反复发作。

2.肝区疼痛

由于肝增大和肝被膜急性膨胀,肝区出现持续性钝痛;出现的时间可在其他症状之前或之后,亦可与其他症状同时出现,疼痛剧烈者常提示单发性脓肿;疼痛早期为持续性钝痛,后期可呈剧烈锐痛,随呼吸加重者提示脓肿位于肝膈顶部;疼痛可向右肩部放射,左肝脓肿也可向左肩部放射。

3.乏力、食欲缺乏、恶心和呕吐

由于伴有全身毒性反应及持续消耗,患者可出现乏力、食欲缺乏、恶心、呕吐等消化道症状。少数患者还出现腹泻、腹胀及顽固性呃逆等症状。

4.体征

肝区压痛和肝增大最常见。右下胸部和肝区叩击痛;若脓肿移行于肝表面,则其相应部位的皮肤呈红肿,且可触及波动性肿块。右上腹肌紧张,右季肋部饱满,肋间水肿并有触痛。左肝脓肿时上述症状出现于剑突下。并发于胆管梗阻的肝脓肿患者常出现黄疸。其他原因的肝脓肿,一旦出现黄疸,表示病情严重,预后不良。少数患者可出现右侧反应性胸膜炎和胸腔积液,可查及肺底呼吸音减弱、啰音和叩诊浊音等。晚期患者可出现腹水,这可能是由于门静脉炎及周围脓肿的压迫影响门静脉循环及肝受损,长期消耗导致营养性低蛋白血症。

(四)诊断

1.病史及体征

在急性肠道或胆管感染的患者中,突然发生寒战、高热、肝区疼痛、压痛和叩击痛等,应高度怀疑本病的可能,做进一步详细检查。

2.实验室检查

白细胞计数明显升高,总数达$(1\sim2)\times10^{10}/L$或以上,中性粒细胞在90%以上,并可出现核左移或中毒颗粒,谷丙转氨酶、碱性磷酸酶升高,其他肝功能检查也可出现异常。

3.B超检查

B超检查是诊断肝脓肿最方便、简单又无痛苦的方法,可显示肝内液性暗区,区内有"絮状回声"并可显示脓肿部位、大小及距体表深度,并用以确定脓腔部位作为穿刺点和进针方向,或为手术引流提供进路。此外,还可供术后动态观察及追踪随访。能分辨肝内直径2 cm以上的脓肿病灶,可作为首选检查方法,其诊断阳性率可达96%以上。

4.X线和CT检查

X线检查可见肝阴影增大、右侧膈肌升高和活动受限,肋膈角模糊或胸腔少量积液,右下肺不张或有浸润,以及膈下有液气面等。肝脓肿在CT图像上均表现为密度减低区,吸收系数介于肝囊肿和肝肿瘤之间。CT可直接显示肝脓肿的大小、范围、数目和位置,但费用较高。

5.其他

如放射性核素肝扫描(包括ECT)、选择性腹腔动脉造影等对肝脓肿的诊断有一定价值。但这些检查复杂、费时,因此在急性期患者最好选用操作简便、安全、无创伤性的B超检查。

(五)鉴别诊断

1.阿米巴性肝脓肿

阿米巴性肝脓肿的临床症状和体征与细菌性肝脓肿有许多相似之处,但两者的治疗原则有本质上的差别,前者以抗阿米巴和穿刺抽脓为主,后者以控制感染和手术治疗为主,故在治疗前应明确诊断。阿米巴肝脓肿常有阿米巴肠炎和脓血便的病史,发生肝脓肿后病程较长,全身情况尚可,但贫血较明显。肝显著增大,肋间水肿,局部隆起和压痛较明显。若粪便中找到阿米巴原虫或滋养体,则更有助于诊断。此外,诊断性肝脓肿穿刺液为"巧克力"色,可找到阿米巴滋养体。

2.胆囊炎、胆石症

此类病有典型的右上部绞痛和反复发作的病史,疼痛放射至右肩或肩胛部,右上腹肌紧张,胆囊区压痛明显或触及增大的胆囊,X线检查无膈肌抬高,运动正常。B超检查有助于鉴别诊断。

3.肝囊肿合并感染

这些患者多数在未合并感染前已明确诊断。对既往未明确诊断的患者合并感染时,需详细询问病史和仔细检查,亦能加以鉴别。

4.膈下脓肿

膈下脓肿往往有腹膜炎或上腹部手术后感染史,脓毒血症和局部体征较化脓性肝脓肿为轻,主要表现为胸痛,深呼吸时疼痛加重。X线检查见膈肌抬高、僵硬、运动受限明显,或膈下出现气液平。B超可发现膈下有液性暗区。但当肝脓肿穿破合并膈下感染者,鉴别诊断就比较困难。

5.原发性肝癌

巨块型肝癌中心区液化坏死而继发感染时易与肝脓肿相混淆。但肝癌患者的病史、发病过程及体征等均与肝脓肿不同,如能结合病史、B超和AFP检测,一般不难鉴别。

6.胰腺脓肿

有急性胰腺炎病史,脓肿症状之外尚有胰腺功能不良的表现;肝无增大,无触痛;B超及CT等影像学检查可辅助诊断并定位。

(六)并发症

细菌性肝脓肿如得不到及时、有效的治疗,脓肿破溃后向各个脏器穿破可引起严重并发症。右肝脓肿可向膈下间隙穿破形成膈下脓肿;亦可再穿破膈肌而形成脓肿;甚至能穿破肺组织至支气管,脓液从气管排出,形成支气管胸膜瘘;如脓肿同时穿破胆管则形成支气管胆瘘。左肝脓肿可穿破入心包,发生心包积脓,严重者可发生心脏压塞。脓肿可向下穿破入腹腔引起腹膜炎。有少数患者,脓肿穿破入胃、大肠,甚至门静脉、下腔静脉等;若同时穿破门静脉或胆管,大量血液由胆管排出十二指肠,可表现为上消化道大出血。细菌性肝脓肿一旦出现并发症,死亡率将成倍增加。

(七)治疗

细菌性肝脓肿是一种继发疾病,如能及早重视治疗原发病灶可起到预防的作用。即便在肝脏感染的早期,如能及时给予大剂量抗生素治疗,加强全身支持疗法,也可防止病情进展。

1.药物治疗

对急性期,已形成而未局限的肝脓肿或多发性小脓肿,宜采用此法治疗。即在治疗原发病灶的同时,使用大剂量有效抗生素和全身支持治疗,以控制炎症,促使脓肿吸收自愈。全身支持疗法很重要,由于本病的患者中毒症状严重,全身状况较差,故在应用大剂量抗生素的同时应积极补液、纠正水、电解质紊乱,给予B族维生素、维生素C、维生素K,反复多次输入少量新鲜血液和血浆以纠正低蛋白血症,改善肝功能和输注免疫球蛋白。目前多主张有计划地联合应用抗生素,如先选用对需氧菌和厌氧菌均有效的药物,待细菌培养和药敏结果明确再选用敏感抗生素。多数患者可望治愈,部分脓肿可局限化,为进一步治疗提供良好的基础。多发性小脓肿经全身抗生素治疗不能控制时,可考虑在肝动脉或门静脉内置管滴注抗生素。

2.B超引导下经皮穿刺抽脓或置管引流术

适用于单个较大的脓肿,在B超引导下以粗针穿刺脓腔,抽吸脓液后反复注入生理盐水冲洗,直至抽出液体清亮,拔出穿刺针。亦可在反复冲洗吸净脓液后,置入引流管,以备术后冲洗引流之用,至脓腔直径<1.5 cm时拔除。这种方法简便,创伤小,疗效亦满意。特别适用于年老体虚及危重患者。操作时应注意:①选择脓肿距体表最近点穿刺,同时避开胆囊、胸腔或大血管。②穿刺的方向对准脓腔的最大径。③多发性脓肿应分别定位穿刺。但是这种方法并不能完全替代手术,因为脓液黏稠,会造成引流不畅,引流管过粗易导致组织或脓腔壁出血,对多分隔脓腔引流不彻底,不能同时处理原发病灶,厚壁脓肿经抽脓或引流后,脓壁不易塌陷。

3.手术疗法

(1)脓肿切开引流术:适用于脓肿较大或经非手术疗法治疗后全身中毒症状仍然较重或出现并发症者,如脓肿穿入腹腔引起腹膜炎或穿入胆管等。常用的手术途径有以下几种。①经腹腔切开引流术:取右肋缘下斜切口,进入腹腔后,明确脓肿部位,用湿盐水垫保护手术野四周以免脓液污染腹腔。先试穿刺抽得脓液后,沿针头方向用直血管钳插入脓腔,排出脓液,再用手指伸进脓腔,轻轻分离腔内间隔组织,用生理盐水反复冲洗脓腔。吸净后,脓腔内放置双套管负压吸引。脓腔内及引流管周围用大网膜覆盖,引流管自腹壁戳口引出。脓液送细菌培养。这种入路的优点是病灶定位准确,引流充分,可同时探查并处理原发病灶,是目前临床最常用的手术方式。②腹膜外脓肿切开引流术:位于肝右前叶和左外叶的肝脓肿,与前腹膜已发生紧密粘连,可采用前侧腹膜外入路引流脓液。方法是做右肋缘下斜切口或右腹直肌切口,在腹膜外间隙,用手指推开肌层直达脓肿部位。此处腹膜有明显的水肿,穿刺抽出脓液后处理方法同上。③后侧脓肿切开引流术:适用于肝右叶膈顶部或后侧脓肿。患者左侧卧位,左侧腰部垫一沙袋。沿右侧第12肋稍偏外侧做一切口,切除一段肋骨,在第1腰椎棘突水平的肋骨床区做一横切口,显露膈肌,有时需将膈肌切开到达肾后脂肪囊区。用手指沿肾后脂肪囊向上分离,显露肾上极与肝下面的腹膜后间隙直达脓肿。将穿刺针沿手指方向刺入脓腔,抽得脓液后,用长弯血管钳顺穿刺方向插入脓腔,排出脓液。用手指扩大引流口,冲洗脓液后,置入双套管或多孔乳胶管引流,切口部分缝合。

(2)肝叶切除术适用于:①病期长的慢性厚壁脓肿,切开引流后脓肿壁不塌陷,长期留有无效腔,伤口经久不愈合者。②肝脓肿切开引流后,留有窦道长期不愈者。③合并某肝段胆管结石,因肝内反复感染、组织破坏、萎缩,失去正常生理功能者。④肝左外叶内多发脓肿致使肝组织严重破坏者。肝叶切除治疗肝脓肿应注意术中避免炎性感染扩散到术野或腹腔,特别对肝断面的处理要细致妥善,术野的引流要通畅,一旦局部感染,将导致肝断面的胆瘘、出血等并发症。肝脓肿急诊切除肝叶,有使炎症扩散的危险,应严格掌握手术指征。

(八)预后

本病的预后与年龄、身体素质、原发病、脓肿数目、治疗是否及时与合理,以及有无并发症等密切相关。有人报道多发性肝脓肿的死亡率明显高于单发性肝脓肿。年龄超过 50 岁者的死亡率为 79%,而 50 岁以下则为 53%。手术死亡率为 10%~33%。全身情况较差,肝明显损害及合并严重并发症者预后较差。

二、阿米巴性肝脓肿

(一)流行病学

阿米巴性肝脓肿是肠阿米巴病最多见的主要并发症。本病常见于热带与亚热带地区。好发于 20~50 岁的中青年男性,男女比例约为 10:1。脓肿以肝右后叶最多见,占 90% 以上,左叶不到 10%,左右叶并发者亦不罕见。脓肿单腔者为多。国内临床资料统计,肠阿米巴病并发肝脓肿者占 1.8%~20.0%,最高者可达 67%。综合国内外报道 4 819 例中,男性为 90.1%,女性为 9.9%。农村高于城市。

(二)病因

阿米巴性肝脓肿是由溶组织阿米巴原虫所引起,有的在阿米巴痢疾期间形成,有的发生于痢疾之后数周或数月。据统计,60% 发生在阿米巴痢疾后 4~12 周,但也有在长达 20~30 年或之后发病者。溶组织阿米巴是人体唯一的致病型阿米巴,在其生活史中主要有滋养体型和虫卵型。前者为溶组织阿米巴的致病型,寄生于肠壁组织和肠腔内,通常可在急性阿米巴痢疾的粪便中查到,在体外自然环境中极难以存活,不易引起传染;虫卵仅在肠腔内形成,可随粪便排出,对外界抵抗力较强,在潮湿低温环境中可存活 12 天,在水中可存活 9~30 天,在低温条件下其寿命可为 6~7 周。虽然没有侵袭力,但为重要的传染源。当人吞食阿米巴虫卵污染的食物或饮水后,在小肠下段,由于碱性肠液的作用,阿米巴原虫脱卵而出并大量繁殖成为滋养体,滋养体侵犯结肠黏膜形成溃疡,常见于盲肠、升结肠等处,少数侵犯乙状结肠和直肠。寄生于结肠黏膜的阿米巴原虫,分泌溶组织酶,消化溶解肠壁上的小静脉,阿米巴滋养体侵入静脉,随门静脉血流进入肝;也可穿过肠壁直接或经淋巴管到达肝内。进入肝的阿米巴原虫大多数被肝内单核-吞噬细胞消灭;仅当侵入的原虫数目多、毒力强而机体抵抗力降低时,其存活的原虫即可繁殖,引起肝组织充血炎症,继而原虫阻塞门静脉末梢,造成肝组织局部缺血坏死;又因原虫产生溶组织酶,破坏静脉壁,溶解肝组织而形成脓肿。

(三)临床表现

本病的发展过程一般比较缓慢,急性阿米巴肝炎期较短暂,如不能及时治疗,继之为较长时期的慢性期。其发病可在肠阿米巴病数周至数年之后,甚至可长达 30 年后才出现阿米巴性肝脓肿。

1.急性肝炎期

在肠阿米巴病过程中,出现肝区疼痛、肝大、压痛明显,伴有体温升高(持续在 38~39 ℃),脉速、大量出汗等症状亦可出现。此期如能及时、有效治疗,炎症可得到控制,避免脓肿形成。

2.肝脓肿期

临床表现取决于脓肿的大小、位置、病程长短及有无并发症等。但大多数患者起病比较缓慢,病程较长,此期间主要表现为发热、肝区疼痛及肝大等。

(1)发热:大多起病缓慢,持续发热(38~39 ℃),常以弛张热或间歇热为主;在慢性肝脓肿患者体温可正常或仅为低热;如继发细菌感染或其他并发症时,体温可高达 40 ℃以上;常伴有畏寒、寒战或多汗。体温大多晨起低,在午后上升,夜间热退时有大汗淋漓。患者多有食欲缺乏、腹胀、恶心、呕吐,甚至腹泻、痢疾等症状;体重减轻、虚弱乏力、消瘦、精神萎靡、贫血等亦常见。

(2)肝区疼痛:常为持续性疼痛,偶有刺痛或剧烈疼痛;疼痛可随深呼吸、咳嗽及体位变化而加剧。疼痛部位因脓肿部位而异,当脓肿位于右膈顶部时,疼痛可放射至右肩胛或右腰背部;也可因压迫或炎症刺激右膈肌及右下肺而导致右下肺肺炎、胸膜炎,产生气急、咳嗽、肺底湿啰音等。如脓肿位于肝的下部,可出现上腹部疼痛症状。

(3)局部水肿和压痛:较大的脓肿可出现右下胸、上腹部膨隆,肋间饱满,局部皮肤水肿发亮,肋间隙因皮肤水肿而消失或增宽,局部压痛或叩痛明显。右上腹部可有压痛、肌紧张,有时可扪及增大的肝脏或肿块。

(4)肝大:肝往往呈弥漫性增大,病变所在部位有明显的局限性压痛及叩击痛。右肋缘下常可扪及增大的肝,下缘钝圆有充实感,质中坚,触痛明显,且多伴有腹肌紧张。部分患者的肝有局限性波动感,少数患者可出现胸腔积液。

(5)慢性患者:慢性期疾病可迁延数月甚至 1~2 年。患者呈消瘦、贫血和营养性不良性水肿甚至胸腔积液和腹水;如不继发细菌性感染,发热反应可不明显。上腹部可扪及增大坚硬的包块。少数患者由于巨大的肝脓肿压迫胆管或肝细胞损害而出现黄疸。

(四)并发症

1.继发细菌感染

继发细菌感染多见于慢性患者,致病菌以金黄色葡萄球菌和大肠埃希菌多见。患者表现为症状明显加重,体温上升至 40 ℃以上,呈弛张热,白细胞计数升高,以中性粒细胞为主,抽出的脓液为黄色或黄绿色,有臭味,光镜下可见大量脓细胞。但用抗生素治疗难以奏效。

2.脓肿穿破

巨大脓肿或表面脓肿易向邻近组织或器官穿破。向上穿破膈下间隙形成膈下脓肿;穿破膈肌形成脓胸或肺脓肿;也有穿破支气管形成肝-支气管瘘,常突然咳出大量棕色痰,伴胸痛、气促,胸部 X 线检查可无异常,脓液自气管咳出后,增大的肝可缩小;肝右叶脓肿可穿破至心包,呈化脓性心包炎表现,严重时引起心脏压塞;穿破胃时,患者可呕吐出血液及褐色物;肝右下叶脓肿可与结肠粘连并穿入结肠,表现为突然排出大量棕褐色黏稠脓液,腹痛轻,无里急后重症状,肝迅速缩小,X 线显示肝脓肿区有积气影;穿破至腹腔引起弥漫性腹膜炎。Warling 等报道 1 122 例阿米巴性肝脓肿,破溃 293 例,其中穿入胸腔 29%,肺 27%,心包 15.3%,腹腔 11.9%,胃 3%,结肠 2.3%,下腔静脉 2.3%,其他 9.25%。国内资料显示,发生破溃的 276 例中,破入胸腔 37.6%,肺 27.5%,支气管 10.5%,腹腔 16.6%,其他 7.6%。

3.阿米巴原虫血行播散

阿米巴原虫经肝静脉、下腔静脉到肺,也可经肠道至静脉或淋巴道入肺,双肺呈多发性小脓肿。在肝或肺脓肿的基础上易经血液循环至脑,形成阿米巴性脑脓肿,其死亡率极高。

(五)辅助检查

1.实验室检查

(1)血常规检查:急性期白细胞总数可达$(10\sim20)\times10^9/L$,中性粒细胞在 80%以上,明显升高者应怀疑合并有细菌感染。慢性期白细胞计数升高不明显。病程长者贫血较明显,红细胞沉降率可增快。

(2)肝功能检查:肝功能多数在正常范围内,偶见谷丙转氨酶、碱性磷酸酶升高,清蛋白下降。少数患者血清胆红素可升高。

(3)粪便检查:仅供参考,因为阿米巴包囊或原虫阳性率不高,仅少数患者的新鲜粪便中可找到阿米巴原虫,国内报道阳性率约为 14%。

(4)血清补体结合试验:对诊断阿米巴病有较大价值。有报道结肠阿米巴期的阳性率为 15.5%,阿米巴肝炎期为 83%,肝脓肿期可为 92%~98%,且可发现隐匿性阿米巴肝病,治疗后即可转阴。但由于在流行区内无症状的带虫者和非阿米巴感染的患者也呈阳性,故诊断时应结合具体患者进行分析。

2.超声检查

B 超检查对肝脓肿的诊断有肯定的价值,准确率在 90%以上,能显示肝脓性暗区。同时 B 超定位有助于确定穿刺或手术引流部位。

3.X 线检查

由于阿米巴性肝脓肿多位于肝右叶膈面,故在 X 线透视下可见到肝阴影增大,右膈肌抬高,运动受限或横膈呈半球形隆起等征象。有时还可见胸膜反应或积液,肺底有云雾状阴影等。此外,如在 X 线片上见到脓腔内有液气面,则对诊断有重要意义。

4.CT

CT 可见脓肿部位呈低密度区,造影强化后脓肿周围呈环形密度增高带影,脓腔内可有气液平面。囊肿的密度与脓肿相似,但边缘光滑,周边无充血带;肝肿瘤的 CT 值明显高于肝脓肿。

5.放射性核素肝扫描

放射性核素肝扫描可发现肝内有占位性病变,即放射性缺损区,但直径<2 cm的脓肿或多发性小脓肿易被漏诊或误诊,因此仅对定位诊断有帮助。

6.诊断性穿刺抽脓

这是确诊阿米巴肝脓肿的主要证据,可在 B 超引导下进行。典型的脓液呈巧克力色或咖啡色,黏稠无臭味。脓液中查滋养体的阳性率很低(为 3%～4%),若将脓液按每毫升加入链激酶10 U,在 37 ℃条件下孵育 30 分钟后检查,可提高阳性率。从脓肿壁刮下的组织中,几乎都可找到活动的阿米巴原虫。

7.诊断性治疗

如上述检查方法未能确定诊断,可试用抗阿米巴药物治疗。如果治疗后体温下降,肿块缩小,诊断即可确立。

(六)诊断及鉴别诊断

对中年男性患有长期不规则发热、出汗、食欲缺乏、体质虚弱、贫血、肝区疼痛、肝大并有压痛或叩击痛,特别是伴有痢疾史时,应疑为阿米巴性肝脓肿。但缺乏痢疾史,也不能排除本病的可能性,因为 40%阿米巴肝脓肿患者可无阿米巴痢疾史,应结合各种检查结果进行分析。应与以下疾病相鉴别。

1.原发性肝癌

同样有发热、右上腹痛和肝大等,但原发性肝癌常有传染性肝炎病史,并且合并肝硬化占80%以上,肝质地较坚硬,并有结节。结合 B 超检查、放射性核素肝扫描、CT、肝动脉造影及 AFP 检查等,不难鉴别。

2.细菌性肝脓肿

细菌性肝脓肿病程急骤,脓肿以多发性为主,且全身脓毒血症明显,一般不难鉴别(表 6-1)。

表 6-1　细菌性肝脓肿与阿米巴性肝脓肿的鉴别

鉴别要点	细菌性肝脓肿	阿米巴性肝脓肿
病史	常先有腹内或其他部位化脓性疾病,但近半数不明	40%～50%有阿米巴痢疾或"腹泻"史

续表

鉴别要点	细菌性肝脓肿	阿米巴性肝脓肿
发病时间	与原发病相连续或隔数天至 10 天	与阿米巴痢疾相隔 1～2 周,数月至数年
病程	发病急并突然,脓毒症状重,衰竭发生较快	发病较缓,症状较轻,病程较长
肝	肝大一般不明显,触痛较轻,一般无局部隆起,脓肿多发者多	肝大与触痛较明显,脓肿多为单发且大,常有局部隆起
血液检查	白细胞和中性粒细胞计数显著增高,少数血细菌培养阳性	血细胞计数增高不明显,血细菌培养阴性,阿米巴病血清试验阳性
粪便检查	无溶组织阿米巴包囊或滋养体	部分患者可查到溶组织内阿米巴滋养体
胆汁	无阿米巴滋养体	多数可查到阿米巴滋养体
肝穿刺	黄白或灰白色脓液能查到致病菌,肝组织为化脓性病变	棕褐色脓液可查到阿米巴滋养体,无细菌,肝组织可有阿米巴滋养体
试验治疗	抗阿米巴药无效	抗阿米巴药有效

3.膈下脓肿

膈下脓肿常继发于腹腔继发性感染,如溃疡病穿孔、阑尾炎穿孔或腹腔手术之后。本病全身症状明显,但腹部体征轻;X 线检查肝向下推移,横膈普遍抬高和活动受限,但无局限性隆起,可在膈下发现液气面;B 超提示膈下液性暗区而肝内则无液性区;放射性核素肝扫描不显示肝内有缺损区;MRI 检查在冠状切面上能显示位于膈下与肝间隙内有液性区,而肝内正常。

4.胰腺脓肿

本病早期为急性胰腺炎症状。脓毒症状之外可有胰腺功能不良,如糖尿、粪便中有未分解的脂肪和未消化的肌纤维。肝增大亦甚轻,无触痛。胰腺脓肿时膨胀的胃挡在病变部前面。B 超扫描无异常所见,CT 可帮助定位。

(七)治疗

本病的病程长,患者的全身情况较差,常有贫血和营养不良,故应加强营养和支持疗法,给予高糖类、高蛋白、高维生素和低脂肪饮食,必要时可补充血浆及蛋白,同时给予抗生素治疗,最主要的是应用抗阿米巴药物,并辅以穿刺排脓,必要时采用外科治疗。

1.药物治疗

(1)甲硝唑:为首选治疗药物,视病情可给予口服或静脉滴注,该药疗效好,毒性小,疗程短,除妊娠早期均可适用,治愈率为70%～100%。

(2)依米丁(吐根碱):由于该药毒性大,目前已很少使用。对阿米巴滋养体有较强的杀灭作用,可根治肠内阿米巴慢性感染。本品毒性大,可引起心肌损害、血压下降、心律失常等。此外,还有胃肠道反应、肌无力、神经闪痛、吞咽和呼吸肌麻痹。故在应用期间每天测量血压。若发现血压下降应停药。

(3)氯喹:本品对阿米巴滋养体有杀灭作用。口服后肝内浓度高于血液200～700倍,毒性小,疗效佳,适用于阿米巴性肝炎和肝脓肿。成人口服第1、2天每天0.6 g,以后每天服0.3 g,3～4周为1个疗程,偶有胃肠道反应、头痛和皮肤瘙痒。

2.穿刺抽脓

经药物治疗症状无明显改善者,或脓腔大或合并细菌感染病情严重者,应在抗阿米巴药物应用的同时,进行穿刺抽脓。穿刺应在B超检查定位引导下和局部麻醉后进行,取距脓腔最近部位进针,严格无菌操作。每次尽量吸尽脓液,每隔3～5天重复穿刺,穿刺术后应卧床休息。如合并细菌感染,穿刺抽脓后可于脓腔内注入抗生素。近年来也加用脓腔内放置塑料管引流,收到良好疗效。患者体温正常,脓腔缩小为5～10 mL后,可停止穿刺抽脓。

3.手术治疗

常用术式有两种。

(1)切开引流术:下列情况可考虑该术式。①经抗阿米巴药物治疗及穿刺抽脓后症状无改善者;②脓肿伴有细菌感染,经综合治疗后感染不能控制者;③脓肿穿破至胸腔或腹腔,并发脓胸或腹膜炎者;④脓肿深在或由于位置不好不宜穿刺排脓治疗者;⑤左外叶肝脓肿,抗阿米巴药物治疗不见效,穿刺易损伤腹腔脏器或污染腹腔者。在切开排脓后,脓腔内放置多孔乳胶引流管或双套管持续负压吸引。引流管一般在无脓液引出后拔除。

(2)肝叶切除术:对慢性厚壁脓肿,引流后腔壁不易塌陷者,遗留难以愈合的无效腔和窦道者,可考虑做肝叶切除术。手术应与抗阿米巴药物治疗同时进行,术后继续抗阿米巴药物治疗。

(八)预后

本病预后与病变的程度、脓肿大小、有无继发细菌感染或脓肿穿破及治疗方法等密切相关。根据国内报道,抗阿米巴药物治疗加穿刺抽脓,死亡率为7.1%,

但在兼有严重并发症时,死亡率可增加 1 倍多。本病是可以预防的,主要在于防止阿米巴痢疾的感染。只要加强粪便管理,注意卫生,对阿米巴痢疾进行彻底治疗,阿米巴肝脓肿是可以预防的;即使进展到阿米巴肝炎期,如能早期诊断、及时彻底治疗,也可预防肝脓肿的形成。

第四节 肝 囊 肿

肝囊肿按其病因是否为寄生虫引起和多发或单发分为以下几种:①非寄生虫性孤立性肝囊肿;②非寄生虫性多发性肝囊肿,即多囊肝;③寄生虫性肝囊肿,即肝棘球蚴。

一、非寄生虫性孤立性肝囊肿

以往认为非寄生虫性孤立性肝囊肿发病率较低,如今随着腹部影像技术的不断发展和普及,肝囊肿发病率逐渐增加,无症状的肝囊肿并不少见,尸检检出率为 1%,B 超及 CT 检出率不同文献报道为 2.50%~4.75%,其中 61.2% 为单纯性肝囊肿,其中 92% 以上患者的年龄超过 40 岁,而 60 岁以上的发病率明显增加。女性更为常见,无症状患者女性与男性的比率为 1.5:1,有症状患者女性与男性的比率为 9:1。

(一)病因与病理

非寄生虫性孤立性肝囊肿的病因可分为先天性、肿瘤性、外伤性及炎症性 4 种,其中先天性多见,其他原因所致者均少见。囊肿又有单房与多房之分,以单房囊肿为多见。

先天性肝囊肿病因目前尚未完全清楚,多数学者认为在胚胎发育时局部胆管或淋巴管因炎症上皮增生阻塞,导致管腔内容物潴留,逐渐形成囊肿。肿瘤性囊肿主要包括囊腺瘤和囊腺癌。外伤性囊肿为肝挫伤后肝实质产生血肿,血肿液化坏死后形成一假性囊肿,囊肿壁无上皮内衬。炎症性肝囊肿为肝内胆管多发结石阻塞或炎症狭窄梗阻,在梗阻以上或两段梗阻之间的胆管囊性扩张,是肝内结石的并发症。后两种均为假性囊肿,治疗方法亦不同,在诊断时需加以鉴别。

非寄生虫性孤立性肝囊肿多发生于肝右叶。囊肿的大小差异很大,囊内为浆液,不与胆管想通,所含液体由数毫升至十余升。此种囊肿发生于肝实质内,较大囊肿突出于肝表面。囊肿突出肝脏部分的表面为肝脏腹膜所覆盖,表面光滑呈圆形或椭圆形,有少数囊肿与肝脏脏面相连呈悬垂状。囊壁内衬以柱状或立方上皮,外层为纤维组织。周围肝组织因受压而发生萎缩变性。囊内液体多为清亮透明,不含胆汁;若肝囊肿曾经合并囊内出血、感染等并发症,囊液可变为棕褐色混浊液。

(二)临床表现

本病虽多为先天原因,中年女性多见,因需相当长时间囊内液体才能达到足够数量。

大多数非寄生虫性孤立性肝囊肿是无症状的。多为无意中或查体时被医师发现右肋缘下或上腹有一肿物。较大囊肿可能出现压迫症状,如压迫胃肠道可出现饭后上腹不适,向上压迫胸腔可能有气短,不能平卧等。囊肿压迫下腔静脉可引起双下肢水肿,压迫门静脉可导致门静脉高压症,囊肿压迫胆管引起黄疸。囊肿若发生出血、继发感染可有上腹痛及发热等。

查体可发现在上腹或右上腹可触及一无痛性肿块,随呼吸移动,表面光滑有韧性或囊性;有时可触及肝边缘,因囊肿将肝向下推移所致。化验室检查无异常,肝功能试验一般为正常。

(三)影像学检查

1.B超

B超是最简单而准确的诊断方法,典型表现为肝内单个或多发圆形边界清楚的无回声区,壁薄且光滑。它可明确囊肿的部位、大小、并可与肝、腹腔囊肿,肝棘球蚴囊肿等相鉴别。其敏感性和特异性均超过90%以上,是首选的诊断方法。

2.CT

CT平扫单纯性肝囊肿呈单发或多发低密度影像,边缘光滑锐利,其CT值范围在$10\sim15$ Hu,增强后扫描肝囊肿不强化。如发现囊肿分隔多腔或囊腔内有乳头状突起,并有强化时,应考虑囊腺瘤或囊腺癌的可能。

3.MRI

肝囊肿具有很长的T_1和T_2弛豫时间,在T_1加权图像上较大肝囊肿一般呈极低信号区,信号强度均匀,边界清楚锐利,T_2加权图像上,肝囊肿呈均匀高信号,边界清楚。

(四)治疗

本病发展缓慢,绝大多数单纯性肝囊肿保持无症状,较小囊肿可用 B 超检查定期观察。较大囊肿因能压迫邻近肝组织导致萎缩,具有压迫症状或感染、出血等并发症时,以手术治疗为宜。

1.手术方法

手术方法包括开腹或腹腔镜下手术。随着腹腔镜技术的日益成熟,具有微创、恢复快、复发率低等优点,目前已被广泛应用于有症状的单纯性肝囊肿的治疗。①囊肿切除术:囊肿多与正常肝组织之间有较清楚的界限,能较容易地从肝脏解剖出来将囊肿完全切除,将肝断面缝合;适于单纯性肝囊肿诊断不够明确、不能排除胆管囊腺瘤(癌)及合并感染出血等情况患者。②肝叶切除术:囊肿如位于左外侧叶可将左外侧叶与囊肿一并切除;因肝叶切除手术风险较高尤其适于考虑囊腺瘤或囊腺癌患者。③囊肿开窗术:适用于较表浅的囊肿。如囊肿与周围肝组织粘连紧密不易分离,或囊肿位置接近肝门或第 2 肝门处可将囊肿壁剪开,吸尽囊内容,再用甲醛溶液涂布在囊内壁,破坏囊内壁上皮,用生理盐水洗净后,放粗硅胶管于囊腔内引流,以后囊壁受腹腔内脏器压迫自然闭合,引流管无分泌物后拔除。肝囊肿开窗术中应尽量选择低位、无肝实质的囊壁处,尽量切除多一些囊壁(>1/3);应先穿刺抽液确认不含胆汁后才能实施;囊壁应以氩氦刀、电凝等破坏内皮细胞,消除其分泌功能。

2.B 超、CT 定位引导经皮穿刺注射硬化剂治疗肝囊肿

B 超、CT 定位引导经皮穿刺注射硬化剂治疗肝囊肿在很多单位已经成为常规治疗方法,是经 B 超、CT 定位引导经皮穿刺至囊腔,将囊内液体抽吸后注入无水乙醇,方法简便,尤其在彩色多普勒超声显像,更具有优越性,因囊内分隔,产生大量强回声干扰,往往影响辨别针尖位置,彩色多普勒超声显像则可克服这一不足,而且还可以避开(血管及重要脏器结构,降低出血等严重并发症发生机会。该方法具有创伤小、恢复快、简便易行等优点,缺点是治疗后肝囊肿复发率仍较高,反复治疗有并发感染可能,尤其是对巨大肝囊肿。囊液内含有胆汁疑与胆道相通者则不适于此治疗方法;合并感染或压迫胆道引起黄疸患者,可先穿刺减压,病情明确后再进一步处理。

二、非寄生虫性多发性肝囊肿

非寄生虫性多发性肝囊肿又叫多囊肝或肝囊性病。本病为先天性原因,多囊肝是一种常染色体显性遗传病。目前已知与多囊肝相关基因包括独立型多囊

肝基因 *PRCKSH*、*SEC* 63,多囊肾病基因有 *PKD* 1 与 *PKD* 2。多囊肝好发于女性。因肝内管道系统的连接异常,在肝内形成无数的潴留性囊肿。管道畸形主要为淋巴管异常,囊内液体为淋巴性。

(一)临床表现

患者多无黄疸,此与先天性肝内胆管闭锁不同。本病有时合并其他脏器的多发性囊肿,如肾、胰、肺、脾等。本病与单发囊肿相似,出现症状多在中年以后。首先出现的症状是上腹及右肋下肿块,不痛,除囊肿很大能出现压迫症状外无其他异常。随着病情进展,肝内囊肿不断增大、增多,患者逐渐出现加重的腹胀、餐后饱胀、食欲减退、恶心,甚至呕吐,可扪及上腹部包块;囊肿压迫胆管可引起黄疸;压迫下腔静脉时,患者可出现下肢水肿等症状;晚期可引起肝衰竭。

(二)影像学检查

B 超和 CT 检查可见到肝内有无数大小不等的囊肿,囊肿彼此相连,多呈簇状分布,多房融合成分隔,之间多无正常肝组织,囊肿所占肝体积 50% 以上。

(三)分型

Gigot 等于 1997 年提出根据 CT 扫描所显示的肝内囊肿数目、大小及剩余肝实质量将多囊肝分为以下 3 型:① I 型是指肝内有数目<10 个的大囊肿(直径>10 cm);② II 型是指肝内弥漫分布多发、中等大小的囊肿,数目>10 个,但还剩余较多量正常的肝实质;③ III 型是指肝内弥漫分布多发、小至中等大小的囊肿,且仅剩余少量正常的肝实质。

(四)治疗

本病的最后转归为多为囊肿压迫肝组织萎缩最后导致肝功能不全,外科手术不能得到根治。超声引导肝囊肿穿刺抽液、硬化剂注射治疗,起到暂时缓解症状的目的。对囊肿较大有压迫症状者可做开腹或腹腔镜手术,对大囊肿逐一做开窗术,以后囊内液体溢至腹腔内可通过腹膜吸收,能达到延缓病程和解除压迫的作用。可用于 Gigot I 型、部分 II 型的多囊肝患者,为暂时姑息治疗。开腹或腹腔镜下肝囊肿切除术,适用于肝功能好、至少有部分肝脏没有明显病变的 Gigot II 型、III 型的多囊肝患者;多囊肝有肝功能不全的威胁,不合并其他器官多囊性病变者,是肝移植的适应证。合并多囊肾导致肾功能不全的必要时可行肝肾联合移植术。

三、寄生虫性肝囊肿

寄生虫性肝囊肿主要指肝棘球蚴病,又称肝棘球蚴病。棘球蚴病 70% 发生于肝脏;约 20% 发生于肺部;发于心、脑、肾脏、眼眶、骨髓腔者约占 10%。肝棘球蚴病包括囊型与泡型两类:大多数为囊型棘球蚴病,即细粒棘球绦虫的蚴侵入肝脏引起的单房型棘球蚴病;少部分为多房型棘球绦虫的蚴引起的多房型棘球蚴病,即泡型棘球蚴病。本病在世界范围内均有流行,为畜牧区常见病,好发地区包括中亚、我国西北和西南地区、俄罗斯、澳洲、南美、地中海区域、中东及非洲等地。近年随着旅游贸易发展,频繁的人口流动等影响,分布更加广泛,使该病逐渐成为全球性公共卫生问题。

(一)病因与病理

棘球蚴病是由棘球属虫种的幼虫所致的疾病。目前被公认的致病虫种有细粒棘球绦虫、多房棘球绦虫、伏氏棘球绦虫、少节棘球绦虫。其形态、宿主和分布地区略有不同,我国主要以细粒棘球绦虫最为常见,少部分为多房棘球绦虫。

细粒棘球绦虫终末宿主是犬,羊、猪、牛及人为其中间宿主。主要感染途径为与犬的密切接触。成虫长数厘米,具有头节、颈、一个未成熟体节、一个已成熟体节与一个妊娠体节。成虫寄生于犬小肠,妊娠体节破溃后,虫卵随粪便排出、常附着于犬的皮毛。与犬接触的人类容易经口直接感染,或通过人畜共饮水源间接感染。虫卵经小肠孵化后进入门静脉,70% 在肝脏中被滤出,形成囊肿,其余可能透过肝脏侵入,发于肺、心、脑、肾脏、眼眶、骨髓等处。细粒棘球绦虫引起的囊型棘球蚴病多为囊球形、充满无色囊液的单房型囊肿。囊壁分为内囊与外囊,内囊分为内外两层,内层为白色具有弹性的生发层,外层为非上皮细胞化的角皮层。这种寄生虫性囊肿逐渐生长,导致宿主组织异物反应,遂包裹空囊周围形成很厚的纤维组织层,也就是外囊。

囊内充满无色液体,上层漂浮着大量带蒂、有生殖细胞的子囊与头节,称为囊沙,子囊由生发层生出,子囊又生出头节。囊液内营养成分被子囊与头节消耗,导致虫体死亡,囊壁钙化。囊液也含有毒素,使宿主产生变态反应。棘球蚴囊生长缓慢,病程较长,临床多见囊肿小至 $200\sim500$ mL,大至超过 10 000 mL。随着囊肿生长,囊壁可能破裂,头节排出至周围组织形成继发性囊肿,此外还经常形成囊内分隔及母囊周围的囊肿。

关于细粒棘球绦虫病的免疫反应机制已经有大量研究,早期囊肿发展过程中,细胞免疫主要涉及巨噬细胞、中性粒细胞及嗜酸性粒细胞,感染早期的 IgE,IgG2 与 IgG4 水平显著增高,IgE 水平增高与变态反应相关,会引起包括皮肤瘙痒、荨麻疹、过敏性休克等症状。细粒棘球绦虫病还可以诱导 Th1 与 Th2 反应,TH1 细胞因子,尤其 IFN-γ 是水平升高;而 Th2 细胞因子,如 IL-4,IL-5 与 IL-6

水平也显示升高。但是通常来说,Th1与Th2反应为互相抑制的,因此二者为何诱导机制尚不明确。而在患者经过化疗、外科手术后,Th2反应迅速下降,Th1反应占据主要地位。

（二）临床表现

1.症状与体征

本病多见于畜牧区居民,患者常有多年病史,以男性居多。因为囊肿生长缓慢,在肝脏内直径每年大概生长1～5 mm,所以大多患者早期没有症状,逐渐长大则可能产生各种压迫感,具体症状与囊肿的大小、数目、位置及周围器官组织有关。如位于肝上部的囊肿,因横膈上抬可能影响呼吸,而位于肝下部囊肿则可能压迫胆道、胃肠道、门静脉而相应引起黄疸、胆囊增大、恶心呕吐、门静脉高压症等表现。

囊肿破裂除了可能引起变态反应外,还会导致继发性囊肿。如果破裂入胆道引起剧烈胆绞痛和黄疸,破入腹腔引起剧烈腹痛和腹膜炎,破入胸腔引起胸膜炎或支气管瘘或支气管-胆管瘘。5%～40%患者的囊肿会出现感染并发展为肝脓肿。有部分学者统计胆道穿孔发生率在90%以上。此外还会出现荨麻疹、皮肤瘙痒、呼吸困难、咳嗽、发绀等现象,晚期患者可有贫血、消瘦、乏力等表现。

2.实验室检查

血常规嗜酸性粒细胞计数增多,若囊肿破入消化道,则粪便或呕吐物中可能发现虫卵。棘球蚴囊液皮内试验具有简单、易行、阳性率高（90%～95%）等优点。间接血凝试验可显示棘球蚴囊液或膜的特异性IgM抗体,阳性率为89%,敏感性与特异性较高,交叉反应少,假阳性率低,目前已经广泛应用。Weiberg补体结合试验阳性率为80%～90%,缺点为囊肿切除后半年左右时间或棘球蚴死亡时,该试验结果可靠性较差。

（三）影像学检查

1.B超检查

超声检查简单便宜,敏感性比较高,但特异性稍差,浆液性良性囊肿、脓肿、肿瘤可能会显示出相似影像。因此可作为对疫区筛查及术后检测的首选手段。根据发育阶段的不同,可将肝棘球蚴囊肿分为五型:①Ⅰ型,单纯囊液积聚;②Ⅱ型,Ⅰ型伴有囊壁分裂;③Ⅲ型,Ⅰ型伴有囊内分隔;④Ⅳ型,囊内杂乱回声;⑤Ⅴ型,囊壁增厚。声像图为囊肿壁呈内外双层结构,囊腔一般为无回声区。若内囊破裂,可见囊液中弯曲折叠的回声带,形似"水百合花"形,液性暗区充于内外囊间,塌陷或浮动于囊液中的内囊壁;单纯型囊壁底部可见细小光点堆积(棘球蚴砂),改变体位可移动,一个大的囊腔内,可出现大小不一、数目不等的圆形或椭圆形小囊,此为(棘球蚴病特有的囊中囊征象);囊壁呈强回声甚至"蛋壳样"改变提示为钙化。

2.CT

CT 可对囊肿进行准确定位,泡球蚴型肝棘球蚴病 CT 下无明显界限,常呈类实质斑块状,其内可见弥散分布的点状、斑片状钙化影及病灶内坏无效腔呈岩洞样改变。若囊肿破入胆管,则 CT 显示肝内胆管扩张,肝实质内树枝状低密度影,胆总管内可显示"串球"样低密度影。若囊肿破裂,则内囊分离形成双层囊壁"双边征"内囊。

3.MRI

T_1 加权图像上呈单发或多发,圆形或卵圆形低密度影,边界清晰。T_2 加权图像上呈高信号,母囊信号强度高于子囊。MRI 检查具有比 CT 更好的特异性,该检查能够更好地显示囊肿的形态与密度。在对泡型棘球蚴病的影像学评估中,MRI 也能更好地体现其相对于 CT 的优越性。

(四)诊断

肝棘球蚴病的诊断一般根据有无疫区生活史,有上腹部囊性肿块,病程较久而健康状况可者,应怀疑肝棘球蚴病。结合棘球蚴抗体试验和影像学诊断即可诊断肝棘球蚴病。在鉴别诊断中,需注意囊肿合并感染者往往诊断为肝脓肿而忽视肝棘球蚴病,若囊肿破入胆道后子囊与碎屑堵塞胆道时,可误诊为胆石症,以上情况需结合病史参考。

(五)治疗

肝棘球蚴病的治疗目的:①彻底清除寄生虫;②阻止复发;③降低死亡率及发病率。因此要对患者的病情进行准确评估。包括囊肿的数量、大小、部位、囊肿胆管是否相通等,此外还要考虑患者的身体条件及外科与介入科医师技能熟练度。

肝囊型棘球蚴病的治疗方法主要有三种:药物治疗、手术(开腹或腹腔镜)治疗与穿刺治疗。手术仍被认为是治疗肝棘球蚴病最有效的方法,也是唯一有望根治肝棘球蚴病的治疗方法。

1.穿刺治疗

当患者已经不能耐受手术,且棘球蚴侵犯多个器官,又伴有感染,可以采用经皮穿刺囊肿引流缓解症状;对于泡型肝棘球蚴无法根治性切除,又不具备做肝移植的条件但又造成胆道梗阻者,可以行 PTCD 缓解症状。

2.手术治疗

手术方法包括非根治性手术与根治性手术。

(1)非根治性手术:①内囊摘除术与外囊部分切除术,切口一般选择在上腹包块隆起较明显处,充分显露病变部位后,先用过氧化氢溶液(或 10% 甲醛溶液)纱布垫在棘球蚴周围,避免在手术操作过程中囊液外流导致过敏性休克。用棘球蚴穿刺针穿刺棘球蚴囊腔,并用吸引器连接于穿刺针将其囊液吸出,将囊壁切开取出内囊,然后用过氧化氢溶液(双氧水)反复冲洗棘球蚴囊腔并擦洗囊壁,注意有无胆汁,缝合囊壁内的毛细胆管,将大网膜填入以消灭残腔,可在残腔内放置孔胶管一根穿于体外,术后引流管内无明显引流物,夹闭引流管 2 天左右若患者无明显不适即可拔管。该术式简单安全,但因残留部分外囊,故复发率高;且易发生胆漏。②肝脏部分切除术,其优势在于切除病灶彻底,没有残腔的产生。适用于局部多发病灶和大病灶,棘球蚴囊壁厚,合并囊内感染或者囊壁并发其他病症,能够耐受此手术患者均可行肝脏部分切除术。治疗囊型棘球蚴病时,相对于保守的手术,积极的肝切除术应该是优先被考虑的。病灶巨大,剩余肝脏不能够代偿者,是该手术的禁忌。③姑息切除术,该法是针对晚期复杂的泡型肝棘球蚴病,棘球蚴已侵犯重要血管或胆道系统,造成胆道梗阻或静脉回流障碍,患者又不具备做肝脏移植的条件,通过切除大部分病灶后再配合药物治疗,使患者的症状得到缓解,甚至临床症状消失。目前通过观察,做姑息切除的患者生存时间和生活质量并不低做肝脏移植的受体,但姑息切除患者的治疗费用要远远低于肝脏移植所需要的巨额费用。

(2)根治性手术:肝切除术为根治性方法,囊性和泡型均适用。由于肝泡状棘球蚴病行为方式类似慢性生长的肝癌,故又称虫癌,自 1985 年起肝移植被广泛应用于治疗该病,Koch 等报道 5 年生存率为 71%,无复发的 6 年生存率可达 58%,肝棘球蚴病外科处理失败或多次手术导致肝衰竭者也可考虑行肝移植术。

3.药物治疗

在肝脏广泛受损,高龄孕妇,存在其他并发症,难以手术的复杂囊肿,部分稳定或已经钙化的囊肿,以及患者拒绝手术的情况下,可以考虑药物治疗。苯并咪唑的复合衍生药物,阿苯达唑(albendazole,ALB)和甲苯达唑(mebendazole,MZB)已经被 7 个随机对照临床试验所研究。从 1984 年到 1986 年,世界卫生组织在欧洲进行了 2 个多中心研究,比较 ALB 与 MBZ,发现两者的临床疗效相似,但 MBZ 需要更高的剂量,且疗程不固定。Franchi 等的随机对照临床试验结果提示 ALB 的临床疗效优于 MBZ。在一篇系统评价中,我们可以认为 ALB 优于安慰剂,该药可以使疗程缩短,在口服 3 个月的疗效后,通过影像学观察囊肿减小程度,发现具有更好的疗效与治愈率。当然,已经发表的 7 篇文献中,有5 篇认为单独应用 ALB 治疗肝棘球蚴病,治愈率不到 60%。而联合手术治疗,则治愈率>90%,因此可以认为,苯并咪唑衍生物单独应用无法消除病灶。ALB剂型分乳剂、胶囊和片剂等,一般乳剂效果好于片剂和胶囊。

第五节 肝棘球蚴病

一、概述

肝棘球蚴病是由棘球蚴绦虫(犬绦虫)的蚴虫(棘球蚴)侵入肝脏而引起的寄生虫性囊性病变,为牧区常见的人畜共患的寄生虫病,分为单房性棘球蚴病(棘球蚴囊肿)和泡状棘球蚴病(滤泡型肝棘球蚴病)两类。前者多见,分布广泛,多见于我国西北和西南牧区。本病可发生于任何年龄和性别,但以学龄前儿童最易感染。当人食用被虫卵污染的水或食物,即被感染。棘球蚴可在人体各器官生长,但以肝脏受累最为常见,约占 70%,其次为肺(约占 20%)。

二、病因及流行病学

棘球蚴病是一种人畜共患病,在我国西部牧区及相邻地区流行,且历史悠久,因为发病缓慢,常常得不到重视和及时治疗,严重威胁人民健康,在中国五大牧区之一的新疆,棘球蚴病分布全区。人群棘球蚴病患病率为 0.6%~5.2%。在北疆地区绵羊棘球蚴的平均感染率为 50%,个别地区成年绵羊棘球蚴感染率几乎达到 100%;南疆地区绵羊平均感染率为 30%;全疆牛棘球蚴感染率 40%,骆驼感染率 60%,猪感染率 30%,犬的感染率平均为 30%。有关部门 1987 年在北疆某地一个乡调查 7~14 岁中小学生 319 名,棘球蚴病患病率 0.94%,1999 年同地调查 404 名同龄学生,患病率上升到 2%。甘肃省畜间棘球蚴在高发区牛、羊的平均感染率达到 70%~80%,个别乡镇牲畜感染率高达 100%;感染率在20% 以上的县占全省总县数的 32.55%;家禽感染率为 36.84%,而 20 世纪 60 年代家犬棘球蚴感染率为 10.11%。青海省和西藏的高原牧区畜间棘球蚴感染率同样呈高发水平。本病可发生于任何年龄及性别,但最常见的为 20～40 岁的青壮年,男女发病率差异不大。

三、病理及病理生理学

棘球蚴绦虫(犬绦虫)最主要的终宿主是犬,中间宿主主要为羊、牛、马,人也可以作为中间宿主。成虫寄生于犬的小肠上段,以头节上的吸盘和小钩固着小肠黏膜上,孕节或虫卵随粪便排出,污染周围环境,如牧场、畜舍、土壤、蔬菜、水源及动物皮毛等,孕节或虫卵被人或多种食草类家畜等中间宿主吞食后,在小肠中卵内六钩蚴孵出,钻入肠壁血管,随血液循环至肝、肺等器官,经 5 个月左右逐渐发育为棘球蚴。棘球蚴生长缓慢,需 5～10 年才达到较大程度。棘球蚴的大小和发育程度不同,囊内原头蚴的数量也不等,可由数千至数万,甚至数百万个。原头蚴在中间宿主体内播散会形成新的棘球蚴,进入终宿主体内则可发育为成虫。

六钩蚴在其活动时可引起一过性的炎性改变,其主要危害是形成棘球蚴囊,棘球蚴囊最常定位于肝。其生长缓慢,五到数十年可达到巨大。棘球蚴囊周围有类上皮细胞、异物巨细胞、嗜酸性粒细胞浸润及成纤维细胞增生,最终形成纤维性包膜(外囊)。棘球蚴囊壁分为两层,内层为生发层,有单层或多层的生发细胞构成,有很强的繁殖能力。生成层细胞增生,形成无数的小突起,为生发囊,其内含有头节。生发囊脱落于囊中称为子囊。棘球蚴囊壁的外层为角质层,呈白色半透明状,如粉皮,具有吸收营养及保护生发层的作用,镜下红染平行的板层状结构,棘球蚴囊内含无色或微黄色体液,液量可达数千毫升,甚至达 20 000 mL。囊液中的蛋白质含有抗原体。囊壁破裂后可引起局部变态反应,严重者可发生过敏性休克。棘球蚴囊肿由于退化、感染等,囊可以逐渐吸收变为胶冻样,囊壁可发生钙化。

泡状棘球蚴病较少见,主要侵犯肝脏。其虫体较短,泡状蚴不形成大囊泡,而成海绵状,囊周不形成纤维包膜,与周围组织分界不清,囊泡内为豆腐渣样蚴体碎屑和小泡,囊泡间的肝组织常发生凝固性坏死,病变周围肝组织常有肝细胞萎缩、变性、坏死及淤胆现象。最终可致肝硬化、门静脉高压和肝衰竭。

四、临床表现

(一)症状

患者常有多年病史,就诊年龄以 20～40 岁居多。早期症状不明显,可仅仅表现为肝区及上腹部不适,或因偶尔发现上腹部肿块始引起注意,较难与其他消化系统疾病相鉴别。随着肿块增大压迫胃肠道时,可出现上腹部肿块、肝区的轻微疼痛、坠胀感、上腹部饱胀及食欲减退、恶心、呕吐等症状;当肝棘球蚴囊肿压迫胆管时,出现胆囊炎、胆管炎及阻塞性黄疸等;压迫门静脉可有脾大、腹水。出现毒性和变态反应时表现为消瘦、体重下降、皮肤瘙痒、荨麻疹、血管神经性水肿等,甚至过敏性休克。

肝棘球蚴病主要的并发症有二:一是囊肿破裂;二是继发细菌感染。棘球蚴囊肿可因外伤或误行局部穿刺而破入腹腔,突然发生腹部剧烈疼痛、腹部肿块骤然缩小或消失,伴有皮肤瘙痒、荨麻疹、胸闷、恶心、腹泻等变态反应,严重时发生休克。溢入腹腔内的生发层、头节、子囊经数月后,又逐渐发育成多发性棘球蚴囊肿。若囊肿破入肝内胆管,由于破碎囊膜或子囊阻塞胆道,合并感染,可反复出现寒热、黄疸和右上腹绞痛等症状。有时粪便内可找到染黄的囊膜和子囊。继发细菌感染时,主要为细菌性肝脓肿的症状,表现为起病急、寒战、高热、肝区疼痛等。但因有厚韧的外囊,故全身中毒症状一般较轻。囊肿可进入胸腔,表现为脓胸,比较少见。

(二)体征

早期体征较少。肝棘球蚴囊肿体积增大,腹部检查可见到右肋缘稍膨隆或上腹部有局限性隆起。囊肿位于肝上部,可将肝向下推移,可触及肝脏;囊肿如在肝下缘,则可扪及与肝相连的肿块,肿块呈圆形,表面光滑,边界清楚,质坚韧,有弹性感,随呼吸上下移动,一般无压痛。叩之震颤即棘球蚴囊肿震颤征;囊肿压迫胆道或胆道内种植时,可出现黄疸;囊肿压迫门静脉和下腔静脉,可出现腹水、脾大和下肢水肿等。囊肿破裂入腹腔,则有腹膜炎的体征。

五、辅助检查

(一)实验室检查

1.嗜酸性粒细胞计数

升高,通常为 4%～12%。囊肿破裂尤其是破入腹腔者,嗜酸性粒细胞显著升高,有时可达 30% 以上。

2.棘球蚴囊液皮内试验(Casoni 试验)

该试验是用手术中获得的透明的棘球蚴囊液,滤去头节,高压灭菌后作为抗原,一般用 1:(10～100)等渗盐水稀释液 0.2 mL 做皮内注射,形成直径为 0.3～0.5 cm 的皮丘,15 分钟后观察结果。皮丘扩大或周围红晕直径超过 2 cm 者为阳性。如在注射 6～24 小时后出现阳性反应者为延迟反应,仍有诊断价值,阳性者提示该患者感染棘球蚴。本试验阳性率可达 90%～93%,泡状棘球蚴病阳性率更高。囊肿破裂或并发感染时阳性率增高;包囊坏死或外囊钙化可转为阴性;手术摘除包囊后阳性反应仍保持 2 年左右。肝癌、卵巢癌及结核包块等可有假阳性。

3.补体结合试验

阳性率为 80%～90%,若棘球蚴已死或棘球蚴囊肿破裂,则此试验不正确。但此法有助于判断疗效。切除囊肿 2～6 个月后,此试验转为阴性。如手术 1 年后补体结合试验仍呈阳性,提示体内仍有棘球蚴囊肿残留。

4.间接血凝法试验

特异性较高,罕见假阳性反应,阳性率为 81%,摘除包囊 1 年以上,常转为阴性。可借此判定手术效果及有无复发。

5.ABC-ELISA 法

即亲和素-生物素-酶复合物酶联免疫吸附试验,特异性和敏感性均较好。

6.Dot-ELISA 法

操作简单,观察容易,适合基层使用。

(二)影像学检查

1.X 线检查

X 线检查可显示为圆形、密度均匀、边缘整齐的阴影,或有弧形钙化囊壁影。肝顶部囊肿可见到横膈抬高,活动度受限,亦可有局限性隆起,肝影增大。位于肝前下部的囊肿,胃肠道钡餐检查可显示胃肠道受压移位。

2.B 超

B 超表现为液性暗区,边缘光滑,界限清晰,外囊壁肥厚钙化时呈弧形强回声并伴有声影有时暗区内可见漂浮光点反射。超声检查可清楚地显示并确定囊肿的部位、大小及其与周围组织的关系,有时可发现子囊的反射波。对肝棘球蚴病有重要的诊断意义,也是肝棘球蚴囊肿的定位诊断方法。对肝泡状棘球蚴病需要结合病史及 Casoni 试验进行诊断。

3.CT

CT 扫描可明确显示囊肿大小、准确位置及周围器官有无受压等。

六、诊断

本病主要依据疫区或动物接触史及临床表现做出诊断,棘球蚴对人体的危害以机械损害为主。由于其不断生长,压迫周围组织器官,引起细胞萎缩、死亡。

同时,因棘球蚴液溢出或渗出,可引起过敏性反应。症状重、体征少是其主要特点。

凡有牧区居住或与狗、羊等动物接触史者,上腹部出现缓慢生长的肿瘤而全身情况良好的患者,应考虑本病的可能性。凡是怀疑有肝棘球蚴病的患者,严禁行肝穿刺,因囊中内压升高,穿刺容易造成破裂和囊液外溢,导致严重的并发症。

诊断需注意以下几点。

(一)病史及体征

早期临床表现不明显,往往不易发觉。在询问病史时应了解患者居住地区,是否有与狗、羊等接触史,除以上临床症状与体征外,需进行以下检查。

(二)X 线检查

肝顶部囊肿可见到横膈升高,活动度受限,亦可有局限性隆起,肝影增大。有时可显示圆形,密度均匀,边缘整齐的阴影,或有弧形囊壁钙化影。

(三)棘球蚴皮内试验(Casoni)试验

为肝棘球蚴的特异性试验,阳性率达 $90\% \sim 95\%$,有重要的诊断价值。肝癌、卵巢癌及结核包块等曾见有假阳性。

(四)超声检查

能显示囊肿的大小和所在的部位,有时可发现子囊的反射波。

(五)同位素肝扫描

可显示轮廓清晰的占位性病变。

七、鉴别诊断

肝棘球蚴囊肿诊断确定后,应同时检查其他部位尤其是肺有无棘球蚴囊肿的存在。本病主要与以下疾病鉴别。

(一)肝脓肿

细菌性肝脓肿常继发于胆道感染或其他化脓性疾病,多起病急骤,全身中毒症状重,寒战、高热,白细胞明显升高,血细菌培养可阳性。阿米巴肝脓肿多继发于阿米巴痢疾后,起病较慢,全身中毒轻,常有不规则发热及盗汗,如无继发感染,血培养阴性,而脓液为特征性的棕褐色,无臭味,镜检可找到阿米巴滋养体。

(二)原发性肝癌

早期可仅有乏力、腹胀及食欲减退,难以鉴别,但进行性消瘦为其特点之一,同时常有肝区持续性钝痛、刺痛或胀痛。追问既往病史很重要,肝棘球蚴病常有流行区居住史。血清甲胎蛋白(AFP)测定有助于诊断。

(三)肝海绵状血管瘤

瘤体较小时可无任何症状,增大后常表现为肝大压迫邻近器官,引起上腹部不适、腹痛及腹胀等,多无发热及全身症状。通过B超、肝动脉造影、CT、MRI或放射性核素肝血池扫描等检查,不难诊断。

(四)非寄生虫性肝囊肿

有先天性、创伤性、炎症性及肿瘤性之分。以先天性多见,多发者又称多囊肝。早期无症状,囊肿增大到一定程度,可产生压迫症状。B超可作为首选的诊断及鉴别方法。

八、治疗

肝棘球蚴病的治疗目前仍以外科手术为主,对不适合手术者,可行药物治疗。

(一)非手术治疗

1.应用指征

早期较小、不能外科手术治疗或术后复发经多次手术不能根治的棘球蚴,也可作为防止播散而于手术前应用。

2.药物选择及方法

可试用阿苯达唑每次400~600 mg,每天3次,21~30天为1个疗程;或甲苯达唑,常用剂量200~400 mg/d,21~30天为1个疗程,持续8周,此药能通过弥散作用透入棘球蚴囊膜,对棘球蚴的生发细胞、育囊和头节有杀灭作用,长期服药可使棘球蚴囊肿缩小或消失,囊肿萎陷和完全钙化率为40%~80%。新的苯丙咪唑药物丙硫哒唑更容易被胃肠道吸收,对细粒棘球蚴合并感染的患者更有效。常用剂量200~400 mg/d,共6周。也可选用吡喹酮等药物治疗。

3.PAIR疗法

在超声引导下穿刺-抽吸-灌洗-再抽吸方法,疗效显著。

(二)手术治疗

手术治疗是肝棘球蚴囊肿主要的治疗方法,可根据囊肿有无并发症而采用不同的手术方法。为了预防一旦在术中发生囊肿破裂,囊液溢入腹腔引起过敏性休克,可在术前静脉滴注氢化可的松100 mg。

1.手术原则

彻底清除内囊,防止囊液外溢,消除外囊残腔和预防感染。

2.手术方法

(1)单纯内囊摘除术。①适应证:适用于无并发症(即囊肿感染和囊肿破裂)者。②手术要点:显露棘球蚴囊肿后,用碘伏纱布或厚纱布垫将手术区与切口和周围器官隔离,以免囊内容物污染腹腔导致过敏性休克。用粗针头穿刺囊肿抽尽囊液,在无胆瘘的情况下,向囊内注入30%氯化钠溶液或10%甲醛溶液,保留5分钟,以杀死头节,如此反复2~3次,抽空囊内液体(上述溶液也可用碘伏溶液代替)。如囊内液体黏稠,可用刮匙刮除。然后切开外囊壁,取尽内囊,并用浸有30%氯化钠溶液或10%甲醛溶液的纱布擦抹外囊壁,以破坏可能残留的生发层、子囊和头节,再以等渗盐水冲洗干净。最后将外囊壁内翻缝合。如囊腔较大,不易塌陷,可将大网膜填入以消灭囊腔。

(2)内囊摘除加引流术。①适应证:棘球蚴囊肿合并感染或发生胆瘘。②手术要点:在内囊摘除的基础上,在腔内置多孔或双套管负压吸引引流。如感染严重,残腔大,引流量多,外囊壁厚而不易塌陷时,可在彻底清除内囊及内容物后,行外囊与空肠侧"Y"形吻合建立内引流。③注意事项:引流的同时应用敏感抗生素;当引流量减少、囊腔基本消失后开始拔管。

(3)肝切除术。①适应证:单发囊肿体积巨大、囊壁坚厚或钙化不易塌陷,局限于半肝内,而且患侧肝组织已萎缩;限于肝的一叶、半肝内的多发性囊肿和肝泡状棘球蚴病者;引流后囊腔经久不愈,遗留瘘管;囊肿感染后形成厚壁的慢性囊肿。②手术方法:根据囊腔的位置和大小,可考虑做肝部分切除或肝叶切除。

(4)囊肿并发破裂后的处理:囊肿破裂后所产生的各种并发症或同时伴有门静脉高压者,也称为复杂性囊肿。此时处理原则是首先治疗并发症,应尽量吸除腹腔内的囊液和囊内容物,并放置橡胶管引流盆腔数天。然后,根据病情针对肝棘球蚴囊肿进行根治性手术。对囊肿破入胆管内伴有胆道梗阻的患者,应切开胆总管,清除棘球蚴囊内容物,并做胆总管引流。术中应同时探查并处理肝棘球蚴囊肿。

3.术后并发症及处理

(1)胆瘘:囊液呈黄色者表示存在胆瘘,应将其缝合,并在缝合外囊壁残腔的同时,在腔内置多孔或双套管引流。

(2)继发性棘球蚴病:多由手术残留所致,可再次手术或改用药物治疗。

(3)遗留长期不愈的窦道:可行窦道造影,了解窦道的形态、走向及与病灶的关系,行肝部分切除或肝叶切除。

参考文献

[1] 周福生,徐存东,刘大成,等.普外科疾病临床实践[M].哈尔滨:黑龙江科学技术出版社,2022.

[2] 徐冬,肖建伟,李坤,等.实用临床外科疾病综合诊疗学[M].青岛:中国海洋大学出版社,2021.

[3] 薛勇.普外科疾病诊疗基础与实践应用[M].汕头:汕头大学出版社,2022.

[4] 周辉,肖光辉,杨幸明.现代普通外科精要[M].广州:广东世界图书出版有限公司,2021.

[5] 田浩,孙艳南,昌春雷,等.普通外科疾病诊疗方法与手术要点[M].北京:中国纺织出版社,2022.

[6] 平晓春,李孝光,邢文通.临床外科与诊疗实践[M].汕头:汕头大学出版社,2021.

[7] 王文鹏,陈德强,李宗枝,等.外科医师临床必备[M].哈尔滨:黑龙江科学技术出版社,2022.

[8] 陈宁恒,周剑,牛文洋,等.临床普通外科疾病诊断与治疗[M].开封:河南大学出版社,2021.

[9] 高贵云.实用临床外科诊疗新进展[M].济南:山东大学出版社,2021.

[10] 平晓春,张建.外科临床实践与研究[M].汕头:汕头大学出版社,2022.

[11] 王洪涛.普通外科疾病诊治与手术应用[M].北京:中国纺织出版社,2021.

[12] 程勇,吴英昌,李成林,等.外科疾病诊断与手术[M].青岛:中国海洋大学出版社,2022.

[13] 张虎.普外科手术要点与并发症防治[M].开封:河南大学出版社,2021.

[14] 张文涛,林涛,邓兴旺,等.实用外科常见疾病诊治[M].青岛:中国海洋大学

出版社,2022.

[15] 张光辉,王维杰,励新健.普胸外科疾病诊疗常规[M].北京:化学工业出版社,2021.

[16] 张学文,姚世新,陈志强,等.普外科多发病诊断与治疗[M].哈尔滨:黑龙江科学技术出版社,2022.

[17] 林雁,邢文通,李孝光.常见外科疾病诊疗与手术学[M].汕头:汕头大学出版社,2021.

[18] 宁尚波.现代外科技术与手术治疗方法[M].北京:中国纺织出版社,2022.

[19] 吴金术.肝胆胰外科手术难点与攻克[M].北京:科学出版社,2022.

[20] 杨东红.临床外科疾病诊治与微创技术应用[M].北京:中国纺织出版社,2021.

[21] 何巍,逯家宇,陈枝.临床外科与麻醉[M].汕头:汕头大学出版社,2022.

[22] 牛刚.普外科疾病诊治与治疗策略[M].开封:河南大学出版社,2021.

[23] 李亮,谢肖俊.腹部外科疾病代谢与营养支持治疗[M].广州:广东科学技术出版社,2022.

[24] 姜兴明.普通外科围术期管理及并发症处理[M].北京:中国纺织出版社,2021.

[25] 赵秀瑶,付强,张景坤,等.现代外科常见病与微创手术[M].哈尔滨:黑龙江科学技术出版社,2022.

[26] 董龙增.临床普通外科及手术实践[M].汕头:汕头大学出版社,2021.

[27] 张新,池小斌,王国萍.临床外科诊疗与实践应用[M].汕头:汕头大学出版社,2022.

[28] 田家甫.肛裂切除术治疗肛裂患者的有效性及安全性观察[J].医学理论与实践,2022,35(4):634-635.

[29] 甘霖,王鸿林,杨化超,等.早期乳腺癌行保乳手术的临床应用效果分析[J].中国卫生标准管理,2021,12(12):61-64.

[30] 张锐江,关阳铭.促甲状腺激素抑制疗法在甲状腺全切术后中的应用效果分析[J].中外医学研究,2022,20(28):111-115.

[31] 王伟,王峰,宗光全,等.急性胆囊炎经腹腔镜胆囊切除手术体会[J].医学研究生学报,2015,28(1):52-54.

[32] 李佳敏,房智超,王树楷,等.线粒体功能障碍及线粒体自噬异常在急性胰腺炎中的作用[J].中国现代医学杂志,2023,33(12):58-64.